河北省省级科技计划资助（S&T Program of Hebei）
立项编号：21557704K

安宁疗护
大家谈

Let's Talk About
Palliative Care

司秋菊　张学茹　主编

U0231448

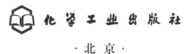

·北京·

内容简介

本书按照安宁疗护服务的流程介绍安宁疗护知识，适当配插图，有助于读者理解。第一章介绍什么是安宁疗护以及安宁疗护的起源及发展。第二章介绍入驻安宁病房的标准、收治的病种范围、服务团队、服务模式、质量评估标准。第三章重点描述安宁疗护服务，阐述谁来提供安宁疗护服务以及哪些人需要安宁疗护服务，引导全社会关注临终者和家属的尊严与价值。第四章通过介绍安宁疗护患者的核心症状，实现逝者善终、家属善别、活者善生。

本书适合安宁疗护（临终关怀）工作者阅读，也可作为对安宁疗护感兴趣的大众的读物。

图书在版编目（CIP）数据

安宁疗护大家谈 / 司秋菊，张学茹主编 . —北京：
化学工业出版社，2023.12
    ISBN 978-7-122-44421-9

    I . ①安… Ⅱ . ①司… ②张… Ⅲ . ①临终关怀学
Ⅳ . ① R48

中国国家版本馆 CIP 数据核字（2023）第 213065 号

责任编辑：张 蕾   装帧设计：史利平
责任校对：刘曦阳

出版发行：化学工业出版社
        （北京市东城区青年湖南街 13 号 邮政编码 100011）
印   装：天津裕同印刷有限公司
710mm×1000mm 1/16 印张 10½ 字数 143 千字
2024 年 5 月北京第 1 版第 1 次印刷

购书咨询：010-64518888   售后服务：010-64518899
网   址：http://www.cip.com.cn
凡购买本书，如有缺损质量问题，本社销售中心负责调换。

定   价：69.80 元   版权所有 违者必究

编写人员名单

主　编　司秋菊　张学茹

副主编　闫翠环　张艳慧

编　者（按姓氏笔画为序）

　　　　司秋菊　闫翠环　孙吉昊　李　慧

　　　　张　靖　张学茹　张艳慧　常　奕

　　　　阎骏珠

主　审　高德海

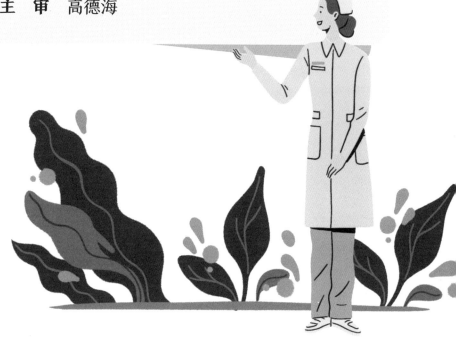

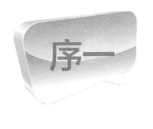

序一

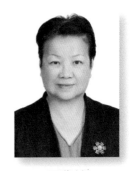

罗冀兰
中国生命关怀协会
创始人之一，原中
国生命关怀协会副
理事长兼秘书长，
现任中国生命关怀
协会荣誉理事长。

　　健康中国，以人为本。呵护生命，善始善终。

　　安宁疗护事业要发展，科普教育必须先行。《安宁疗护大家谈》一书以通俗易懂、图文并茂的书写方式，向公众普及了安宁疗护基本知识。该书既借鉴了国内外安宁疗护的成功经验，又结合了我国特色的优秀传统文化。书中专门论述了中医药适宜技术在安宁疗护中显见的优势作用。这对于在安宁疗护工作中，坚定中医药文化自信具有重要意义。希望读者能从这本书中得到有益的帮助。

　　本书对安宁疗护专业人士有借鉴意义，对普通百姓有科普意义及生命教育意义。《安宁疗护大家谈》一书是符合我国大众需求的、本土化的、有特色的安宁疗护开展之参考书，值得一读。

罗冀兰

2023 年 4 月

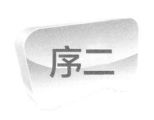

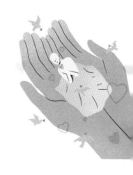

一、是时候该出这本书了

安宁疗护于 1967 年起源于英国，后来在欧洲与北美各地普遍开展。中国近年来在热心的医疗人员推动下，已于各地开展。但中国幅员广大、人口众多，这样一个新的观念要普及存在一定困难，所以推出科普教育的书籍，简洁且完整地介绍安宁疗护迫在眉睫。欣逢这本《安宁疗护大家谈》即将出版，是一个最恰当的时机推广安宁疗护。我深感荣幸能为此写推荐序。

二、在人们"求生"与"求死"两个极端中谋求和解的安宁疗护

心理学上说，人的心灵深处有两种欲望，一是"求生欲"，在天灾人祸等极其艰难的环境中，人还是可以活下来，就是因为求生意志；二是"求死欲"，"求死欲"若凌驾在"求生欲"之上，人就会去寻求死亡。

当"求死欲"占上峰时，是否无路可走呢？如果把痛苦解除了，把困难解决了，是否"求生欲"提升了就不需要再寻求死亡了呢？这时可以选择安宁疗护。对于一些疾病无法治愈、死亡看来不能避免的人，安宁疗护可以解除他的痛苦，让他好好活到最后一刻，达到寿终正寝"自然死"的境界。

三、一本完整的科普作品

如果您想要在最短的时间之内了解安宁疗护，那么就来读这本书！通过本书可对安宁疗护有一个初步概念。这本科普书籍是一块敲门砖，门打开了，让您看到安宁疗护的堂室之奥，引起您的兴趣，目的就达到了！

四、"安宁寄语"与"中医药在安宁疗护中的应用"

本书最大的特色是在每一节的后面有一段短短的"安宁寄语",由于写"安宁寄语"的人都是扎实的安宁疗护实践者,所以言简意赅、直达核心。

本书中"中医药在安宁疗护中的应用"相关内容值得世界参考。英国在20世纪70年代就已经引进针灸,作为症状控制、治疗方法。尤其是对疼痛、恶心、呕吐、呃逆、腹胀、便秘、腹泻、疲惫、失眠等症状效果明显,英国的安宁疗护机构发现针灸与中医药在改善患者舒适度进而提升患者生活质量方面的效果远胜于西方医药。

本书值得一读再读,值得珍藏,值得分享给您所爱的家人亲友,它是一本珍贵的生命教育著作!

赵可式

台湾成功大学医学院名誉教授

2023 年 1 月 29 日

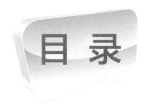 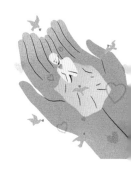

目 录

第二章　最后的驿站——安宁疗护病房　　035

第三章　生命的摆渡——安宁疗护服务　　065

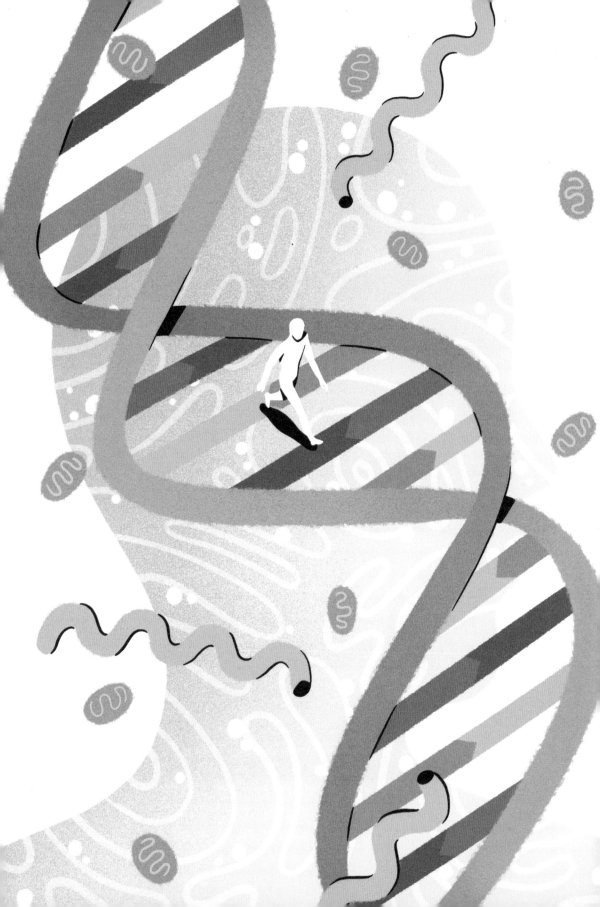

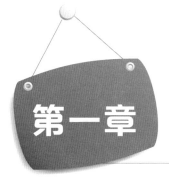

第一章

安宁疗护彰显生命尊严

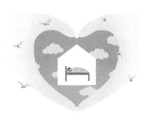

你是重要的，因为你是你！即使活到最后一刻，你依然那么重要！我们会尽一切努力，帮助你安然逝去；但也会尽一切努力，让你活到最后一刻。

——西西里·桑德斯

二维码1-1
安宁疗护创始人

第一节　安宁疗护简介

随着我国人口老龄化发展和疾病谱转变，安宁疗护日益发展成为社会各界广泛关注的重要民生问题和公共健康问题。增加医务人员和社会大众对安宁疗护服务的了解，减少民众对安宁疗护的陌生感，改变社会大众对安宁疗护和生死的态度，在医院、学校、社区及网络开展不同层次的安宁疗护理念宣传，是公共医疗事业应该肩负的责任。安宁疗护关注全生命周期"最后一公里"的生命质量和尊严，是医学和人文的高度融合，是社会文明进步的深度体现。

一、什么是安宁疗护

2017 年国家卫生计生委明确指出：安宁疗护是旨在为疾病终末期或老

年患者在临终前提供身体、心理、精神等方面的照料和人文关怀等服务，控制痛苦和不适症状，提高生命质量，帮助患者舒适、安详、有尊严地离世。归纳起来就是一个时间——疾病终末期；三个内容——控制症状、提供照护、人文关怀。

二、世界卫生组织解读安宁疗护内涵

（1）肯定生命，认同临终是人生的正常历程。

（2）既不加速也不延缓死亡的来临，视死亡是一个自然过程。

（3）尽可能减轻疼痛和其他痛苦的症状。

（4）给临终患者提供身体、心理、社会和精神层面的整体照护。

（5）提供支持系统，给予最好的生命质量，直到自然死亡。

（6）协助家属积极面对临终患者的疾病过程及哀伤历程。

（7）以多学科医疗团队合作模式来处理和满足临终患者和家属的需求。

（8）提高临终患者和家属的生活质量。

三、安宁疗护服务遵循的原则

安宁疗护尊重自然规律，重视生命，并承认死亡是一个正常过程；对救治无望患者的临终照护，不以延长生存时间为目的，既不加速也不延缓死亡的到来；为临终者提供解除痛苦和不适的医疗支持，消除患者和家属对死亡的焦虑和恐惧。以提高患者生命质量、维护生命尊严为宗旨，这是世界卫生组织对安宁疗护提出的原则。

四、安宁疗护服务对象

安宁疗护服务对象是无法治愈的疾病患者及家属，主要包括不可治愈疾病的末期患者，所患疾病无根治性治疗的患者，患有活动性、进行性、预后有限的晚期疾病的患者。一般认为生存期在 6 个月或 1 年内。

五、安宁疗护服务目标

现代安宁疗护开创者之一西西里·桑德斯提出安宁疗护的目标是：消除内心冲突，修复人际关系，实现特殊心愿，安排未完成的事业及与亲朋好友道别。安宁疗护服务改善面临威胁生命的疾病患者的生命质量，帮助患者舒适、安详、有尊严地离世，获得一种舒适和自然的死亡。既不加速也不延缓死亡过程，让生命有尊严、关怀有温度、死亡有品质。

六、安宁疗护"五全"照护

1. 全人

全人照护就是指身体、心理、社会、灵性的整体照护，以提高生命质量与减轻痛苦为首要目标，而不是继续进行无效治疗来延长患者的痛苦。

2. 全家

提供全家照护，既关心患者也关心家属。帮助家属学习照护技巧，

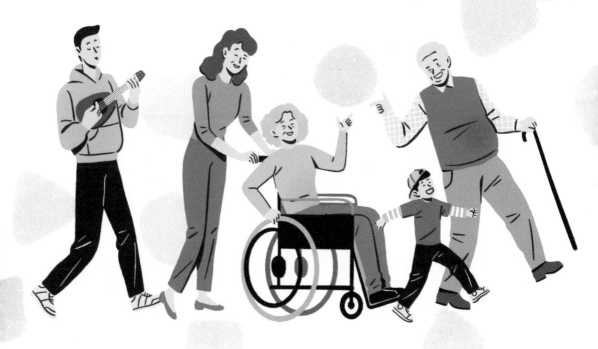

缓解患者痛苦。协助患者家属面对亲人即将离去引发的悲伤，并进行有效的心理辅导。

3. 全程

从患者接受住院治疗、居家照护一直到死亡，辅导家属度过哀伤低潮，让家属的创伤减至最低，最大限度减少并避免发生创伤后遗症。

4. 全队

由一支专业的工作团队完成，成员分工合作，共同照护患者及家属。成员包括医生、护理人员、营养师、心理治疗师、药师、宗教人士、社工及志愿者等。

5. 全社区

将安宁疗护理念推广至社区，使患者不仅在医疗机构可获得安宁疗护，返回社会后在社区和家里也可得到不间断的持续照护。落实"去机构化"照护，完成患者落叶归根的心愿。

七、安宁疗护团队任务

2013年中国台湾地区安宁缓和医学协会定义安宁疗护团队的具体任务如下。

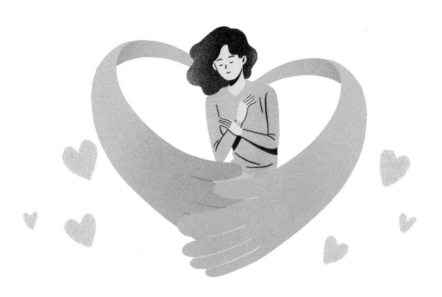

（1）判断疾病的进展，适当与患者及家属沟通。

（2）拟订治疗计划，适当考虑伦理内容。

（3）对新计划的履行、监控及执行规划。

（4）对濒死的认知。

（5）全人照护，完整支持，了解并减轻患者的痛苦，重新构建希望。

（6）协助长程和短程的死亡准备。

（7）对家属与照顾者的专业支持，尤其留意家中儿童成员。

八、安宁疗护工作者必须具备的人文素质

1988年中国台湾地区安宁疗护专家赵可式博士前往英国圣克里斯托弗护理院学习时，曾经请教桑德斯博士：安宁疗护成功的条件是什么？桑德斯博士回答："只有一个条件——对的人在对的岗位上。"赵可式问："对的人有什么样的特质呢？"桑德斯博士认为安宁疗护工作者应具备8个方面的特质：能够进行正向思考；情绪稳定，善于进行自我反省；能与人合作；喜爱学习，有成长动机；有生命的意义感；有同理心，能敏感地意识到他人的需要；喜乐；敬业。这也包括了安宁疗护工作者必须具备的人文关怀素质。

安宁寄语

所谓善终者，是平安、尊严，将痛苦减至最低，甚至带着微笑唱着歌，做好一切准备踏上旅途，家人无憾无悔、哀而不戚地善别。

而歹终，却是不平安、无尊严、痛苦折磨、不甘心、怨恨连连；家人无尽悔憾、伤恸难以平复地歹别！

二者的差距仿如天壤之别，民众若欲安宁善终，不靠运气，而靠选择的智慧。

——台湾成功大学医学院名誉教授 赵可式

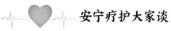

第二节 安宁疗护起源与发展

一、国外安宁疗护起源与发展

安宁疗护起源于英国的临终关怀（hospice care），"hospice"一词可以追溯到中世纪，原意是"驿站""客栈""救济院"等，是旅行者朝圣途中的驿站或庇护所。后来部分驿站演变成了一个专门收治晚期患者的照护机构，发展为今天的安宁疗护中心。

（一）英国——现代安宁疗护发源地

1. 安宁疗护创始人

1967年，西西里·桑德斯博士在英国伦敦创建了世界上第一家安宁疗护护理院——圣克里斯托弗安宁疗护院，标志着现代安宁疗护的诞生。这是第一家为晚期癌症患者服务的专业安宁机构，是世界第一家安宁疗护中心。桑德斯博士开创性地提出了整体疼痛的理念，将控制疼痛与症状处理、心理照护等安宁疗护的方法运用到教学和临床实践中，其理念及实践使圣克里斯托弗安宁疗护院成为世界安宁疗护服务的典范。英国安宁疗护一直处于世界领先地位，每年都有来自全球各地的学者来圣克里斯托弗安宁疗护中心学习培训。

2. 健全的安宁疗护体系

英国安宁疗护教育培训开展较早。1987年，将安宁疗护设立为独立的医学专科，形成一个良好的教育体系。1988年将安宁疗护纳入国家医疗服务体系（NHS），为患有不治之症的患者提供积极性、整体性和人性化的医疗团队照护。如今，英国所有医学院校均已开设了安宁疗护课程，安宁疗护的专业人员素质较好，公众对安宁疗护认知度和接受度普遍较高。截止到2016年，英国拥有220多家独立的安宁疗护中心，政府为临终患者配备专业关怀团队并承担费用。较大的安宁疗护机构70%以上的资金来源于国民医疗保险，剩余资金来源于慈善团体的捐助以及以各种方式筹措的资金，极大降低了民众的经济压力。

3. 安宁疗护准入标准

英国建立健全了成熟的准入标准、服务流程及转介制度。社区安宁疗护服务机构提供上门或转介服务，民众可以通过电话预约在家庭接受安宁疗护服务。根据英国国家医疗服务体系的建议，对纳入服务的病种没有统一规定，患者知晓病情，安宁疗护在需要时即可开始。主要针对以下几种情况：①家庭医生或全科医生明确患者患有晚期不可治愈的疾病，如癌症、痴呆或运动神经元疾病；②预计将在6个月内死亡的失能患者；③原有疾病情况突变引起的死亡风险；④因突发灾难性事件（如事故或卒中）而导致危及生命的急性病症。

4. 安宁疗护服务模式

英国安宁疗护服务形式多样化，包括住院服务、日间服务、家庭安宁疗护、社区护理等。一个典型的安宁疗护中心有500～800名志愿者参与日常工作，全国志愿者每年为英国20多万临终和生命受限的患者提供护

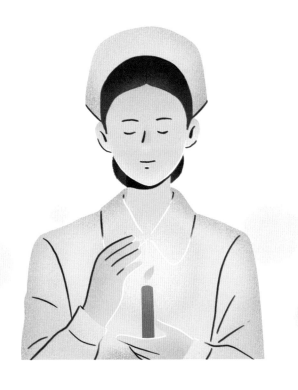

理服务，志愿者的总工作时间大约为440万小时。志愿者的参与，不仅有助于安宁疗护机构提高服务质量，更重要的是，这种广泛的参与能够使更多的人了解并支持这项事业。

（二）美国安宁疗护起源与发展

1. 建立第一家安宁院

1963年西西里·桑德斯博士应美国耶鲁大学护理学院院长沃德女士邀请到美国宣传安宁疗护。美国于1974年，在康涅狄格州借鉴英国模式建立了得到官方认可的美国第一家安宁疗护机构，开始居家安宁疗护。

2. 安宁疗护政策

1976年，美国加州通过《自然死亡法案》，规定不对末期临终患者提供加剧痛苦和拖延死亡的治疗，允许依照自己意愿不使用生命支持系统而自然死亡。1980年，将安宁疗护纳入国家医疗保险法案，承担照护者的经济风险。1983年，将安宁疗护列入医保报销项目中，使更多的人享受安宁疗护服务。1988年7月，国际临终关怀医师学会（AHP）正式成立，总部设在美国佛罗里达州，目的是推广临终关怀（安宁疗护），并为从业者提供学习交流的平台。20世纪80年代，美国律师协会和临终照护专家编写了"我的五个愿望"（The Five Wishes），并向社会推广。通过这种形式为社区公众普及尊严死、生前预嘱、安宁疗护的知识。20世纪90年代初，美国通过《患者自主决定法案》，确认了预立医嘱的法律地位，使美国成为全球首个确立"生前预嘱"相关法律并将其合法化的国家。规定所有患者有权自主决定是否要保留或撤销不必要的维持生命的医疗技术，无自主决定能力者可由医疗代理人决定。1995年，安宁疗护学科成立。2002年，美国护理专业委员会建立了安宁疗护认证机制，由国家安宁疗护护士认证委员会（NBCHPN）为安宁疗护的专科护士颁发资格证书。

3. 安宁疗护准入标准

美国要求患者在开始安宁疗护后即放弃治愈性治疗。美国安宁疗护准入标准包括以下两点：①两名专科医师诊断终末期疾病，若按疾病自然进程判断患者预期寿命 6 个月或更短；②在接受安宁疗护服务期间，每 90 天进行生存期评估，明确患者确实处于临终阶段。如患者接受服务时间大于 6 个月，需由临终关怀医师再次确认患者是否处于临终阶段，是否可以继续使用医保支付安宁疗护费用。其后每 60 天进行生存期评估，明确患者是否适合继续接受安宁疗护服务。

4. 安宁疗护服务模式

1999 年，美国有 43 个州及哥伦比亚地区将安宁疗护纳入医疗援助计划，84.5% 的医学院校实施临终关怀相关计划。美国安宁疗护服务根据服务方式、地点和强度分为四类——常规居家照护、连续居家照护、入院暂息照护和常规住院治疗。其医保支付方式为按床日付费，费用从公共医保基金中支出，并建立了较为完善的服务质量评价体系。据美国联邦医疗保障中心（CMS）统计，截至 2017 年，美国注册并开展安宁疗护服务的医疗卫生机构共 4488 家，比 2000 年翻了一番。按照服务的死亡者比例，从 2000 年的 23% 增长到 2017 年的 50% 以上。

（三）日本安宁疗护起源与发展

1. 亚洲最早进行安宁疗护的国家

1981 年日本最早的安宁疗护医院圣立三方医院在浜松成立。同年厚生省发布了《临床医生指引》，规范和指导临终关怀的临床实践。随着日本关于应对人口老龄化的政策法律的制定和相关制度的逐步发展和完善，先后经过初创期、快速发展期和制度成熟期。1996 年日本姑息医疗学会成立。2006 年日本结合医疗与长期居家照护开展"在宅医疗"，构建了社区整体照护系统，在 30 分钟的路程范围内，以家庭责任医师为窗口，为患者提供 365 天 ×24 小时的紧急就诊和定期居家访视服务。2007 年颁布《癌症控制法案》，从法律政策上对安宁疗护服务进行规范管理。以居家疗养支持诊所为例，2006 年日本仅有 9334 家，2012 年增至 13758 家。

2. 日本安宁疗护之父

大阪大学柏木哲夫教授用 HOSPICE 的英文字母作字头，深刻阐释了安宁疗护的内涵。

Hospitality（亲切）：以亲切的态度面对患者及家属，乃至所有的工作人员。在安宁疗护病房里，特别强调医护人员要不慌不忙地坐在病床边，视线尽量与患者同高，亲切地交谈沟通。

Organized care（团队照护）：医生、护士、社工、宗教人士、心理治疗师、药师、营养师、行政人员、义工等共同组成照护团队。

Symptom control（控制症状）：癌症末期患者最需要照护的症状包括疼痛、恶心、呕吐、食欲减退、便秘、腹胀、咳嗽、失眠、排尿障碍、焦虑、沮丧等，这些都需要团队人员全心对待，以减低患者的痛苦为首要目标，而不是以治愈疾病、延长生命为目标。

Psychological support（精神支持）：患者及家属的沮丧、忧郁、失眠或愤恨、怨怒，都需要团队的协助和支持。灵性的照护及宗教的熏陶可能更能解决患者及家属的问题，较易度过此困境。

Individualized care（个性化照护）：以患者为中心的个性化照护，不但要减少患者的痛苦，还要设法完成患者的心愿。

Communication（沟通）：医护人员、工作人员与患者及家属要经常沟通，交换意见。家属与患者更需要亲密沟通，交代后事，乃至珍重道别。

Education（教育）：不仅是患者、家属及其他社会人士，甚至医护人员都需要教育，让更多的人能够了解、认同与支持安宁疗护的工作。

3. 安宁疗护服务模式

日本民众对死亡地点期望最多的是家庭，居家医疗和社区照护系统相互支援可以减少不必要的医院治疗，降低治疗和长期照护的总支出，帮助患者重新获得自己的社会角色，提高居家患者的生活质量，而且可以通过哀伤辅导帮助丧亲家属尽快回归生活。目前，日本提供居家安宁疗护服务的诊所可分为一般诊所、居家疗养支持诊所、强化型居家疗养支持诊所和居家安宁疗护充实诊所等类型。提供居家安宁疗护服务的医院包括普通医院和居家疗养支持医院。居家安宁疗护患者可随时要求变更为去机构进行安宁疗护或进行延长生命治疗。开展居家安宁疗护服务的诊所与医院密切协作，建立合作体制，确保在患者或家属希望住院时，有床位可供患者随时入住，为居家安宁疗护的患者及家属提供 24 小时、无缝衔接的医疗和护理服务。居家疗养支持诊所和强化型居家疗养支持诊所是提供居家安宁疗护的两类重要机构，对日本居家安宁疗护的顺利开展发挥着极为重要的作用。

安宁寄语

生之偶然，活之安然，老之自然，死之必然！从生到死，从偶然到必然，从安然到自然！

——中国生命关怀协会调研部副主任、上海市安宁疗护

服务管理中心专家组组长 施永兴

二、我国安宁疗护起源与发展

祖国医学中的临终关怀思想与西方的临终关怀思想异曲同工，同时具备现代安宁疗护的雏形。从两千多年前春秋战国时期始，历朝历代都有所体现，如唐朝时期的"悲田院"、北宋时期的"福田院"、元朝时期的"济众院"、明朝时期的"养济院"及清朝时期的"普济堂"等。这些机构都带有慈善和照顾患者、老人的意向，专门照护无依无靠的孤寡老人、残障人士和流浪者，也包括这些人死后的殡葬服务。这些都为我国现代安宁疗护的发展奠定了基础。

1. 安宁疗护初步兴起阶段

1988 年，天津医学院（现天津医科大学）在美籍华人黄天中博士的资助下，由崔以泰教授率先创立了临终关怀研究机构——天津医学院临终关怀研究中心，标志着临终关怀事业进入一个崭新的历史发展时期，成为中国安宁疗护发展史上重要的里程碑。

同时期多地开始对临终关怀进行有益的探索。1987 年，由李伟率先在民办肿瘤医院开设临终关怀病房，以医治临终患者为主要服务内容，后

发展为今天的北京松堂关怀医院。1988 年，上海市创办南汇护理院，成为中国较早开展临终关怀服务的医疗机构。1990 年，崔以泰在天津市第二医院建立临终关怀病房，并于 1992 年指导天津市肺科医院创建临终关怀病房。1993 年，昆明市首家临终关怀机构成立，拉开了西南地区临终关怀的序幕。20 世纪 90 年代初，四川大学华西第四医院李金祥医生赴剑桥专门学习姑息医学，回国后于 1995 年创建了"姑息医学科"。

2. 安宁疗护实践探索与推广阶段

（1）上海临终关怀运动　1992 年上海市闸北区红十字老年护理医院成立，1996 年建立临终关怀病房，收治 935 例老年疾病患者和 374 名需要临终关怀的老年患者。1998 年成立闸北区临汾社区卫生服务中心，2001 年扩大为安宁病区，形成老年护理院—社区家庭病床—临终关怀病床"三床联动"的体系。2012 年，18 家试点单位被列入政府办实事项目，2014 年扩大到 58 家试点单位。

（2）"人间有情"全国宁养医疗服务　李嘉诚基金会于 1998 年 11 月在汕头大学医学院第一附属医院兴建了中国首家宁养院。由李嘉诚先生亲自倡导、命名和捐资创立，是中国首创以医院为基础、以居家照护为核心、面向贫困晚期癌症患者提供宁养医疗服务的慈善机构。2001 年"全国宁养医疗服务计划"（简称"宁养项目"）正式实施，宗旨是"以人为本，全人服务"，为患者提供镇痛治疗、护理指导、心理及哀伤支持、社会资源链接、志愿者服务，以及开展临终关怀宣传教育，提高晚期癌症患者的生活质量。

截至 2021 年 12 月，李嘉诚基金会累计捐款逾 9 亿元人民币，每年捐资约 5900 万元人民币，年服务患者约 1.6 万人，总服务患者逾 22.7 万人，累计服务超过 339.1 万人次，发展宁养志愿者超过 2.2 万人，提供志愿服务逾 65.2 万小时；先后共资助 40 多家医院成立宁养院，分布于全国 29 个省、自治区、直辖市。多年来志愿者们坚持不断地帮助患者开展生命回顾活动，如"爱的礼物——生命旅行纪念""时光相册"等，借此服务项目，协助晚期癌症患者通过回顾人生、与亲友间更好地沟通及表达情感、探索人生的意义，达到"去者善终，留者善别"的目的。

3. 安宁疗护试点阶段

（1）安宁疗护试点八项任务

① 开展试点调查。开展第二批安宁疗护试点工作调查，掌握机构和居家提供安宁疗护服务情况、相关政策措施、医护人员认知、患者及家属需求、社会舆论情况等。

② 建设服务体系。将安宁疗护工作纳入区域卫生规划。探索在医养结合机构、社区卫生服务中心（乡镇卫生院）开展安宁疗护服务；探索开展居家安宁疗护服务；探索在二级及以上医院开设临终关怀（安宁疗护）科，在肿瘤科、老年医学科等相关科室开展安宁疗护服务，有条件的可增设安宁疗护病区。根据需要，设置独立的安宁疗护中心，逐步推动形成覆盖试点地区、举办主体多元、服务形式多样的安宁疗护服务体系。

③ 明确服务内容。以"提高临终患者生命质量"为目标，通过多学科协作模式，为疾病终末期患者提供疼痛及其他症状控制、舒适照护等服务，并对患者及家属提供心理支持和人文关怀。

④ 建立工作机制。探索建立机构和居家安宁疗护相结合的工作机制。探索形成机构与机构间、机构与居家间的通畅合理的转介制度。

⑤ 探索制度保障，保障药物配备。对安宁疗护服务中所需的止痛、镇痛、麻醉等药物给予政策支持，并加强监管，建立科学合理的药物配送流程。加大资金支持，积极争取财政资金支持建设安宁疗护机构、设置安宁疗护床位等。探索建立对安宁疗护机构或床位的建设补贴和运营补贴制度。探索以政府购买服务形式，为患者提供支持。支持社会力量参与，拓宽融资渠道，提供政策支持，改进政府服务，鼓励支持社会力量举办安宁疗护服务机构，提供安宁疗护服务。

⑥ 加强队伍建设，建立专家库。成立安宁疗护专家组，发挥专家的指导作用，加强与国内外专业机构和专家团队的交流与合作。组建多学科团队，配齐安宁疗护服务团队，组建包括医学、护理、心理、营养、社会工作在内的多学科专业人才团队。加强教育培训，结合本地继续医学教育基地建设规划，遴选有相关工作基础的地市级及以上医院、符合条件的行

业组织、高等医学院校等设立安宁疗护教育培训基地，开展安宁疗护专业培训，确保安宁疗护服务质量。鼓励社会组织和志愿者共同参与安宁疗护服务。

⑦研究制定标准规范。参照《安宁疗护中心基本标准（试行）》《安宁疗护中心管理规范（试行）》和《安宁疗护实践指南（试行）》，开展安宁疗护准入标准研究，制定安宁疗护工作规范，建立安宁疗护监督评估和质量评价体系。

⑧加强宣传教育。开展对医学生、医护人员的安宁疗护理念和知识教育，开展对社会公众尤其是重症患者及家属的生命教育，为提高疾病终末期患者的生命质量创造良好的社会氛围。

（2）全国第一批安宁疗护试点 2017年9月，安宁疗护试点工作启动会在上海市召开，国家卫生计生委在全国选定北京市海淀区、上海市普陀区、吉林省长春市、河南省洛阳市、四川省德阳市5个城市（区）作为全国首批安宁疗护工作试点，并进行了试点探索。经过一年半的建设，首批5个试点地区市、区、街道三级基本建立了安宁疗护服务体系，可提供安宁疗护服务的机构从35个增加到61个，安宁疗护床位从412张增加到957张，执业医师从96人增加到204人，执业护士从208人增加到449人，医护人员数量比试点之初增加115%。

二维码1-2
全国第二批
安宁疗护试点

（3）全国第二批安宁疗护试点 2019年5月，第二批国家安宁疗护试点工作正式启动，确定上海市为第二批全国安宁疗护试点省（直辖市），北京市西城区等71个城市（区）为第二批全国安宁疗护试点市（区），开始在全国范围内推动安宁疗护工作，并要求安宁疗护试点开展八项任务。

（4）全国第三批安宁疗护试点 2023年4月，第三批国家安宁疗护试点工作正式启动，确定北京市、浙江省、湖南省为第三批国家安宁疗护试点省（市），天津市南开区等61个市（区）为第三批国家安宁疗护试点市（区）。

二维码1-3
全国第三批
安宁疗护试点

4. 安宁疗护试点现状

（1）总体现状 2022年4月，由中国生命关怀协会承担的国家卫健委老龄健康司的第二批全国安宁疗护试点基线调查报告项目结果显示：开展基线调查的安宁疗护试点地区由第一批的 5 个扩大到第二批的 87 个（上海市 16 个行政区和其他 71 个试点市区）。试点覆盖从 5 个省（市）提高到 29 个省（市），占全国省（市）总数的 93.54%。87 个试点地区中，37 个试点地区制定安宁疗护试点实施方案；30 个试点地区出台安宁疗护政策文件；22 个试点地区将安宁疗护纳入区域卫生发展规划；14 个试点地区制定安宁疗护服务财政补助政策；13 个试点地区将安宁疗护纳入社区卫生服务发展规划；10 个试点地区制定安宁疗护发展规划。

（2）上海安宁疗护试点现状　上海市是整体开展安宁疗护的城市。在上海为第二批首个安宁疗护试点省（市）系列报告中公布的数据显示：上海市安宁疗护试点市（区）数占全国安宁疗护试点市（区）总数的18.39%。目前已有 200 余家安宁疗护服务机构，每 10 万常住人口拥有 0.85 家，居全国试点市（区）之首。其中提供安宁疗护病房的有 118 家，安宁疗护门诊 82 家，安宁疗护居家服务 251 家。安宁疗护机构总量占全市医疗机构总数 4.13%，占全市社区卫生服务机构总数 98.17%。服务机构形态模式主要有社区、医院、护理院等。

根据世界卫生组织发布的 2019 年全球缓和医疗地图集，每 10 万人口需要 1.5 家安宁疗护机构。从 2022 年 3 月 15 日发布的 2022 年上海市国民经济和社会发展统计公报，全市常住人口为 2489.43 万数据来看，需要373 家安宁疗护机构，上海距离这个数字还是有些差距的。

（3）北京市安宁疗护试点现状　截至 2021 年底，北京市开展安宁疗护服务的医疗机构共有 95 家，安宁疗护床位较 2016 年增加了 28%。2016 年北京市首批确定 15 家医疗机构开展安宁疗护试点，探索建立可复制、可推广、可持续的安宁疗护服务模式。2017 年和 2019 年，北京市东城区、西城区、海淀区、朝阳区等四个区分两批纳入全国安宁疗护试点。2020 年，确定北京协和医院、北京医院为北京市安宁疗护指导中心，并遴选北京大学首钢医院、北京市海淀医院等 9 家医疗机构为首批安宁疗护示范基地。

2022 年，北京市政府又将"推进医疗机构转型，建设 4 家安宁疗护中心，增加床位 200 张"纳入民生实事项目，2022 年已确定 6 家机构开展安宁疗护中心转型建设。到 2025 年，北京市每区至少设立 1 所安宁疗护中心，每个中心床位不少于 50 张，全市提供安宁疗护服务的床位不少于 1800 张，社区卫生服务机构能够普遍提供社区和居家安宁疗护服务，老年人安宁疗护服务需求得到基本满足。

（4）河北省安宁疗护试点现状 2019 年，河北省石家庄、唐山、邢台、邯郸 4 个市被确定为全国第二批国家级安宁疗护试点城市。4 个国家试点城市开展安宁疗护服务的机构达 107 家（其中石家庄 25 家、唐山 31 家、邢台 11 家、邯郸 40 家）。确认省级安宁疗护试点单位 82 家。

2022 年 8 月，在河北省安宁疗护试点现场经验交流会上，省卫生健康委领导总结了全省近三年安宁疗护试点工作的主要经验。一是将安宁疗护服务费纳入基本医保，在试点单位探索实行安宁疗护由医保统筹基金按床日费用结算。二是探索出了以患者为中心，利用急救资源，参照院前急救的收费标准，实现安宁疗护顺畅转介、各环节共同协作的安宁疗护服务模式。三是探索了设置专职安宁护士，配备专职安宁医师、专职营养师，注重人文关怀及发挥中医药特色治疗的经验。四是建立了以市级医疗机构为依托、居家为基础，机构与居家安宁疗护"点对点"相结合的网络服务体系。

5. 香港地区安宁疗护发展与现状

（1）善终服务 在香港地区，安宁疗护称为舒缓治疗或是善终服务。1982 年香港在九龙圣母医院首先开始了善终服务。1986 年香港成立了善终服务会。1992 年第一个安宁疗护机构——白普理宁养院在香港沙田落成，该院除为临终患者提供住院服务外，还开展了居家安宁疗护服务。据 1997 年统计，香港安宁疗护的服务对象 90% 为癌症患者，45% 的癌症患者可获得善终服务。

（2）社区家庭安宁照护 香港市民支持在家附近兴建安宁照顾设施，支持在家庭接受安宁照护。安宁疗护的服务地点从医院扩展到了社区，人力资源从专业人士扩展到了家属和志愿者，这都是对安宁疗护需求的重大挑战与应对。2015 年香港赛马会安宁颂项目推出社区安宁照护计划，以社区家庭为本、心理社交为基、沟通计划为道，开展社区安宁照护。

6. 台湾地区安宁疗护发展与现状

20 世纪 80 年代初，我国台湾地区参考世界安宁疗护的先进经验，开始探索安宁疗护之路，做得非常成功，得到世界范围的广泛认可。《经济学人》在 2015 年发布的一份死亡质量指数报告显示，全球 80 个国家或地区中，中国台湾地区死亡质量指数排名第 6 位，位居亚洲之首。2020 年，《疼痛和症状管理杂志》发布的一份死亡质量指数报告显示，中国台湾地区死亡质量指数位居第 3 位。

（1）安宁疗护推手　台湾地区安宁疗护在亚洲名列前茅，与一批致力于安宁疗护的开拓者密不可分。他们中有大家熟知被誉为"台湾安宁疗护之母"的赵可式教授和被誉为"台湾安宁疗护之父"的赖允亮教授，他们不遗余力推广安宁疗护事业，促进了台湾地区安宁疗护相关制度的出台。自 20 世纪 90 年代以来，作为推广安宁疗护理念的第一人，赵可式教授发明了"一分钟讲完"安宁疗护的方法；将安宁疗护的核心理念概括为——生生世世（谐音"三三四四"）。她还总结出开展安宁疗护的临床经验，即服务、教育、政策与制度、安宁疗护本土化的"四路并进"模式，其中服务是最基础的工作。赵可式教授陪伴数千家庭经历过人生困境，并亲自录制了一套《生命不可承受之重——从医学看生死》课程，已成为安宁疗护从业人员培训技能的必备教材。

（2）安宁缓和疗护运动　自 1983 年起台湾地区即开始安宁疗护工作。1986 年马偕医院成立了安宁照顾筹划小组。1990 年成立了第一家安宁住院病房。1996 年安宁缓和居家护理纳入全民健康保险。1998 年马偕纪念医院安宁疗护教育示范中心成立。与此同时，台湾地区相关制度的制定，促进安宁疗护进入了快速发展时期。2000 年 6 月，台湾地区通过安宁缓和医疗制度，此后推行安宁疗护服务中不做心肺复苏术（Do Not Resuscitate，DNR）。2009 年，安宁住院及居家照护计划正式纳入健保支付。2016 年，发布了台湾地区"患者自主权利"相关制度，其以患者医疗自主权利为核心，确保患者有知情、选择或拒绝医疗的权利。

（3）安宁疗护服务模式 1995 年开始，倡导整合性安宁全人照护培训与推广计划，探索本土化安宁疗护道路。在首先做好服务的同时，让患者和家属感受到善生、善终、善别，营造良好的口碑，使民众接受安宁疗护服务；然后逐渐扩展到居家安宁照护、共同照护；再发展社区照护，形成了住院安宁、居家安宁、共同照护和社区安宁四种本土化模式。

7. 尚存在的问题

安宁疗护在中国起步较晚，区域发展不平衡、不充分，发展仍然面临着诸多问题和困难，享受安宁疗护的人不足 1%。中国生命关怀协会调研部常务副主任施永兴教授在《第二批全国安宁疗护试点工作基线调查报告》中指出，现阶段我国安宁疗护存在的问题有：安宁疗护政策措施和制度保障尚未有效建立；安宁疗护仍为稀缺卫生资源，服务供给难以满足服务需求；安宁疗护服务体系尚未建立，服务模式较单一；安宁疗护资源不能有效满足安宁疗护事业发展需要；医疗机构从业人员的安宁疗护服务理念有待提高；生前预嘱和法律知识、安宁疗护社会工作方法及社区和居家安宁疗护知识是安宁疗护从业人员最缺乏的技能；老年人对安宁疗护知晓度和接受度不高；患者家属对安宁疗护服务的满意度仍有提升空间。

8. 未来安宁疗护发展方向

中国生命关怀协会常务理事、原副秘书长，首都医科大学原党委副书记李义庭教授的报告《中国生命关怀协会安宁疗护建设工程》指出：未来安宁疗护工作需要秉承"四个坚持"，即坚持面向国人安宁疗护的主要需求；坚持落实国家安宁疗护的重要决策；坚持推广国际安宁疗护的先进经验；坚持研究解决我国安宁疗护发展中的新情况、新问题。并列出十项主要任务（十大建设）：安宁疗护社会文化建设；安宁疗护专业队伍建设；安宁疗护政策保障建设；安宁疗护基地建设；安宁疗护试点单位建设；安宁疗护医疗服务模式机构建设；安宁疗护医疗技术标准建设；安宁疗护人文关怀规范建设；安宁疗护法治建设；安宁疗护学科建设。这"四个坚持"和"十大建设"是中国生命关怀协会安宁疗护建设工程的重要内容，也是未来我国安宁疗护发展的主要方向。

三、安宁疗护社会组织

1. 世界安宁缓和医疗联盟（WHPCA）

由世界卫生组织（WHO）发起，世界安宁缓和医疗联盟（Worldwide Hospice Palliative Care Alliance，WHPCA）于 2004 年把每年十月份的第二个周六定为"世界安宁疗护日"（World Hospice and Palliative Care Day）在全球推行。每年一个活动主题，旨在支持和宣传安宁疗护事业的发展。2023 年 10 月 14 日是第 19 个"世界安宁疗护日"，主题是"社区友善，八方支援"，希望各界共同关注临终患者和家属，以大爱仁心，维护生命尊严。

2. 亚太安宁缓和医学学会

亚太安宁缓和医学学会（Asia Pacific Hospice Palliative Care Network，APHN）始建于 2001 年，是在新加坡注册的非政府慈善机构。由亚太地区安宁缓和医疗专家组成，共同探讨安宁缓和医疗在华人地区的发展策略及方向，寻求共识，并协助亚太发展中地区建构及提升安宁缓和医疗的品质，促进亚太地区医务工作者的跨国学习和交流，以拓展安宁缓和医疗的普及率。亚太安宁缓和医学学会是一个推动安宁疗护的国际组织，包含了 14 个成员国或地区，它们是澳大利亚、中国香港、印度、印度尼西亚、日本、马来西亚、缅甸、新西兰、菲律宾、新加坡、韩国、中国台湾、泰国、越南。亚太安宁缓和医疗学术会议（APHC）是 APHN 主办的每两年一度的区域性安宁缓和医疗学术会议，截至目前，已成功举办了 13 届会议。

3. 中国生命关怀协会

2006 年 4 月，中国第一个关注人的生命晚期生存状态的临终关怀社会团体——中国生命关怀协会成立，这是全国唯一一家致力于临终关怀事业的国家级一级协会，标志着中国安宁疗护事业的发展迈出了历史性的一步。协会由全国人大常委会原副委员长彭珮云、顾秀莲倡导和关怀下成立并发展起来。以传播生命文化，关怀生命过程，维护生命尊严，提高生命质量，延伸生命预期，创立并发展具有中国特色的生命关怀事业为宗旨。从成立之初，推进安宁疗护工作就是协会的初心。协会完成了国家卫健委两批安宁疗护试点基线调查任务。2022 年 4 月 16 日，协会成立 16 周年之际，在北京召开中国安宁疗护事业建设与发展研讨会，并启动安宁疗护建设工程，为探索我国新时代安宁疗护工作做出了积极贡献。

4. 北京生前预嘱推广协会

2013 年协会成立，通过"选择与尊严（Choice and Dignity）"公益网站，推广生前预嘱文本《我的五个愿望》（详见附录），为民众通过生前预嘱提供"尊严死"选择，推动安宁疗护发展。协会使命是"推广生前预嘱，让更多人知道，按照本人意愿，以尽量自然和有尊严的方式离世，是对生命的珍惜和热爱"。生前预嘱，是一份问卷式文件。不需要懂得太多医疗或法律的专业词汇，只需要通过每一个愿望下问题的选择，把自己的临终事宜尽量清楚地安排下来即可。

安宁寄语

签署生前预嘱，选择安宁疗护，并不意味着消极放弃。生前预嘱不应该是孤零零的一棵树，它与安宁疗护、生命教育一起，构成一片森林。

——河北省邯郸市人民医院急诊科主任　程爱花

第三节　我国推广安宁疗护的必要性

一、死亡质量指数排名

你可曾听说过死亡质量指数？由新加坡慈善机构连氏基金（Lien

Foundation）出资委托进行排名，以广泛的研究和面向全球安宁疗护专家访谈为基础，每五年公布一次世界各地死亡质量指数。该指数聚焦于成人安宁疗护的质量和供应情况，是衡量全球安宁疗护质量的指标。该排序表明，收入水平是体现安宁疗护服务供给情况和质量的强有力指标，在发达国家或地区受到广泛关注。

由美国杜克-新加坡国立大学医学院连氏缓和医疗中心发表在《疼痛和症状管理杂志》（JPSM）的《2021年全球死亡质量专家评估的跨国比较》研究报告显示：本次全球死亡质量依据13项临终照护质量关键指标进行评估，把重点转向安宁疗护微观层次，即临床品质核查和患者及家庭对安宁疗护的感受方面。具体指标如下。

（1）提供清洁、安全、舒适的环境。

（2）患者能够在自己选择的地方离世，并保证照顾到死亡。

（3）可提供适当的医疗，并延长有品质的生命存活期。

（4）能给患者提供精神、宗教和文化需求的照护。

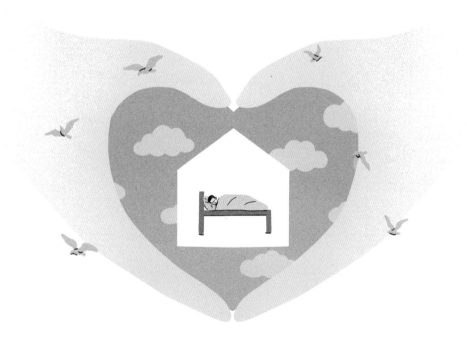

（5）能提供良好的协调性照顾。

（6）提供缓解疼痛及缓解所有身体不适症状的服务。

（7）提供心理照护，帮助患者应对不良情绪。

（8）鼓励并支持患者与家人和朋友联系。

（9）能帮助患者解决非医疗问题。

（10）医疗团队能提供清晰及时的信息，以便患者做出明智的决定。

（11）团队人员充分了解患者的个性化需求。

（12）以友善和共情的态度照护患者。

（13）治疗费用不应成为患者获得良好照护的障碍。

在我国，安宁疗护发展仍处在初级阶段，与世界各国在照护质量方面还存在巨大差距。即使是排名最前的国家或地区，目前也仍然需要继续努力提升每一位病患的死亡质量。

二、癌症对社会的影响

（一）中国新发癌症和癌症死亡人数巨大

2020 年，癌症已经跃居中国人死亡原因的第一位。平均每 10 秒就有一人确诊罹患癌症，即每天有约 1 万人确诊癌症，我国成为癌症新发人数和死亡人数最多的国家。世界卫生组织国际癌症研究机构（IARC）发布的 2020 年全球最新癌症数据显示：全球新增癌症病例 1930 万，新发人数前十的国家是中国 457 万，美国 228 万，印度 132 万，日本 103 万，德国 63 万，巴西 59 万，俄罗斯 59 万，法国 47 万，英国 46 万，意大利 42 万；中国女性乳腺癌新发病例首次超越肺癌跃居首位，前三位分别是乳腺癌、肺癌和结直肠癌；全球癌症死亡 996 万例，死亡人数前十的国家是中国 300 万，印度 85 万，美国 61 万，日本 42 万，俄罗斯 31 万，巴西 26 万，德国 25 万，印度尼西亚 23 万，法国 19 万，英国 18 万。

（二）晚期癌症花费巨大

癌症的高发，治疗带来的高额费用给无数的家庭造成了沉重的经济负担。从中国医院肿瘤类疾病的住院费用来看，2005 年出院者平均医药费每次为 10777 元，到 2016 年达到 17567 元。考虑到晚期癌症患者的住院次数较多，如果按照每年平均 5 次住院计算，一个癌症患者在 2016 年住院的总花费达 8.8 万元。由于我国恶性肿瘤发病、死亡人数持续上升，每年恶性肿瘤所致的医疗花费超过 2200 亿元，占 2021 年我国基本医疗保险总支出的 9%，反映出我国癌症实际负担沉重。综合来看，即便是有医保或重疾险承担一部分患者的费用，仍然需要一笔不小的自付费用，会给家庭造成经济负担，无论是对家庭还是对医疗保险基金都是巨大的压力。

（三）癌症患者经历的痛苦剧烈

晚期癌症患者的痛苦包括身体、心理、社会和精神层面的痛苦。通常罹患癌症后，患者会经历一个漫长而痛苦的过程。癌症疼痛是由于恶性肿瘤肿大压迫、器官损害、侵犯神经等引起。数据显示，晚期癌症患者中，癌痛出现的概率可达 60%～80%，其中 30% 的患者癌痛程度为重度疼痛。加之患者得知自己患癌后产生的抑郁、焦虑等情绪反应，不能返回工作岗位致使社会角色的缺失，严重困扰着患者，最终形成了整体性痛苦。相比于脑卒中、心脏病、痴呆等慢性病，癌症患者离世前经历的痛苦和煎熬更大，生存质量更低。

如何提高癌症晚期患者的生存质量，如何帮助患者走完生命最后一段旅程，成为千家万户关注的共同话题。对于晚期癌症患者和家属而言，是更注重通过手术积极干预肿瘤，还是更注重安宁疗护，一直是两难的抉择，需要综合分析，针对具体情况而定。

三、老龄化的日益加速

（一）我国已进入老龄社会

我国是世界上老年人口规模最大的国家，也是世界上老龄化速度最快的国家之一，老龄化呈现出数量多、速度快、差异大、任务重的形势和特点。

一是老年人口数量多，人口老龄化速度快。来自国家统计局公布的统计数据显示，截至2021年底，全国60岁及以上老年人口达2.67亿，占总人口的18.9%；65岁及以上老年人口达2亿以上，占总人口的14.2%。据测算，预计"十四五"时期，60岁及以上老年人口总量将突破3亿，占比将超过20%，进入中度老龄化阶段。2035年左右，60岁及以上老年人口将突破4亿，在总人口中的占比将超过30%，进入重度老龄化阶段。

二是人口老龄化区域差异大。从城乡来看，城镇地区老年人数量比农村多，但农村地区老龄化程度比城镇地区更高。根据2020年数据，全国60岁及以上人口占辖区人口比重超过20%的省份共有10个，主要集中在东北、川渝等地区。

三是应对人口老龄化任务重。到2050年前后，我国老年人口规模和比重、老年抚养比和社会抚养比将相继达到峰值。随着老年人口持续增加，人口老龄化程度不断加深，给公共服务供给、社会保障制度可持续发展带来挑战。

（二）老龄社会对安宁疗护需求剧增

老龄化日趋严重，是社会发展的主要趋势，同时也是人类文明进步的重要体现。从20世纪70年代，我国开始实行计划生育政策，由此中国产生了第一代独生子女。鉴于家庭规模小型化、独生子女外出工作求学等原因，空巢老人剧增，年老生病住院时，缺少护理照顾。另外，对于老龄"少子化"或失独家庭的父母来说，随之带来的老年人养老问题，如老年人晚年经济供养、生活照料、精神慰藉、医疗保障等多个方面的需求增加，对家庭和社会的压力日益凸显。

国家卫健委老龄健康司资料显示，截至2018年底我国老年人平均有8年多的时间带病生存，患有一种及以上慢性病的比例为75%，患病人数接近1.9亿，失能和部分失能老年人逾4000万。诸多因素显示，老年群体对安宁疗护等健康服务的需求愈发迫切。

安宁寄语

一个人从临床死亡到生物学死亡再到火化，全部过程都是值得被尊重的。在安宁疗护的实践中，今天最大的问题是职业共情。让人在临终前解除痛苦，将人生的美好留在记忆中，安宁而有尊严地走完人生旅途，是安宁疗护的最终目的，也是养老、康复医疗事业下一步的发展方向。

——北京大学人文学院教授　王一方

第四节　安宁疗护国家政策文件

早在 1994 年，临终关怀科就已经列入我国医疗机构诊疗科目名录，科室代码为"24"。在此之后，我国安宁疗护处于相对发展缓慢阶段。随着人口老龄化现象日趋明显，中国安宁疗护服务面临着需求量迅速升高、服务种类多样化及服务内容复杂化等多重挑战。安宁疗护服务越来越受到社会各界的广泛关注，也得到了党和政府的高度重视。近几年，国家出台了一系列安宁疗护政策文件，关注人民的全生命周期健康，推动安宁疗护试点发展。

一、国家层面首次推进全国安宁疗护

2016 年 4 月 21 日，全国政协第 49 次双周协商座谈会在北京召开，由全国政协主席俞正声亲自主持，主题是围绕"推进安宁疗护工作"建言献策，是在国家层面首次推进全国安宁疗护工作的会议。会议统一了相关名词术语为"安宁疗护"。明确了安宁疗护的功能定位与内涵，主要为患

有不可治愈疾病患者在临终前提供减轻痛苦的医疗护理服务。提出安宁疗护关乎医学的价值取向和社会的文明进步，是一个重要的民生问题。专家们商讨了如何建立以基层社区医院为重点、医院及社区与家庭分工协作的安宁疗护服务体系，同时提出改进安宁疗护筹资方式，例如纳入医疗保险支付范围或引入商业保险等方式。随后，政府把此项工作提到重要议事日程，标志着从国家层面对安宁疗护给予高度重视。

二、安宁疗护首次进入国家健康规划纲要

2016 年 8 月，全国卫生与健康大会在北京召开，大会的主题是"健康中国"，强调把人民健康放在优先发展的战略地位，努力全方位全周期保障人民健康。《全国护理事业发展规划（2016—2020 年）》和中共中央、国务院印发的《"健康中国 2030"规划纲要》中均没有了关于"临终关怀"的表述，多处提及"安宁疗护"。其中《"健康中国 2030"规划纲要》明确了加强安宁疗护等持续性医疗机构的建设，提出"为老年人

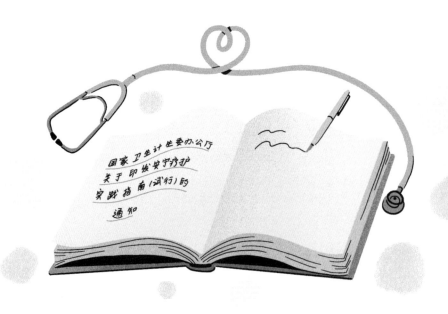

提供治疗期住院、康复期护理、稳定期生活照料、安宁疗护一体化的健康和养老服务"。安宁疗护成为落实健康中国战略、为人民群众提供全方位全周期健康服务、积极应对人口老龄化社会的必然选择，关系到百姓千家万户的安全感和幸福感，也成为每年两会代表提案重点关注的热点问题。

三、首次出台安宁疗护规范指南

2017年2月9日，国家卫生计生委制定安宁疗护工作系列文件——《安宁疗护中心基本标准（试行）》《安宁疗护中心管理规范（试行）》和《安宁疗护实践指南（试行）》，明确了安宁疗护中心的定义、床位、科室设置、建筑要求、设备配置与相关管理规范，并明确了安宁疗护实践是以临终患者和家属为中心，以多学科协作进行的模式，对临终患者常见的疼痛及其他症状的治疗、护理，舒适照护，心理支持和人文关怀等给出了指导性建议。根据安宁疗护的医疗特征和服务范围可知，安宁疗护服务的本质是对终末期患者的关心照护和帮助支持，旨在减轻患者临终阶段的生理和心理痛苦，提高生命质量。

四、首次推进安宁疗护试点工作

2017年12月，全国安宁疗护试点工作人才队伍能力建设培训班在北京召开，由国家卫生计生委家庭发展司委托北京协和医院老年医学科举办，旨在提升安宁疗护试点机构从业人员的业务水平及人文素养。

2018年11月23日，国家卫生健康委老龄健康司在上海召开全国安宁疗护试点工作经验交流会。会议总结了试点工作启动一年来取得的积极进展，构建了医院、社区、居家、医养结合和远程服务5种模式的服务体系，标志着中国安宁疗护事业已经进入了发展的春天。会议要求，要继续加大工作推动力度，不断健全安宁疗护服务体系，创新服务机制，提升服务能力，提高安宁疗护的社会认可度和接受度，做好这项重要的民生工程。

近年来,安宁疗护试点作为重点工作已经纳入国家医疗卫生系统中。2021 年 11 月发布的《中共中央　国务院关于加强新时代老龄工作的意见》及 2022 年 2 月发布的《"十四五"国家老龄事业发展和养老服务体系规划》,均提出稳步扩大安宁疗护试点,推动安宁疗护机构标准化、规范化建设。

五、安宁疗护纳入积极应对人口老龄化中长期规划

2019 年 11 月,为建立健全健康服务体系,促进老年人身心健康,中共中央、国务院印发《国家积极应对人口老龄化中长期规划》,规划提出:积极推进健康中国建设,打造高质量健康服务体系,建立和完善包括健康教育、预防保健、疾病诊治、康复护理、长期照护、安宁疗护的综合、连续的老年健康服务体系。安宁疗护作为老年健康服务体系的最后环节,纳入应对人口老龄化的具体工作任务,构建机构—社区—居家安宁疗护体系。安宁疗护关乎临终患者的生命质量,关乎国家的民生问题,是医学的价值取向和社会文明进步的重要体现,是我国老年健康服务体系的重要组成部分。

2022 年 7 月 18 日,国家卫生健康委等十一部门联合发布《关于进一步推进医养结合发展的指导意见》(简称《意见》)。在安宁疗护相关方面,《意见》提出要加强安宁疗护机构建设、支持安宁疗护科发展,探索对安宁疗护、医疗康复等需要长期住院治疗且日均费用较稳定的疾病实行按床日付费,鼓励有条件的地方向提供医养结合服务的定点医疗卫生机构预付部分医保资金,从政策方面把安宁疗护又向前推进了一步。

六、首次从立法层面把安宁疗护列入国家健康体系

《中华人民共和国基本医疗卫生与健康促进法》于 2019 年 12 月 28 日

第十三届全国人民代表大会常务委员会第十五次会议通过，自 2020 年 6 月 1 日起施行。安宁疗护被写入第三十六条大力推进，指出"各级各类医疗卫生机构应当分工合作，为公民提供预防、保健、治疗、护理、康复、安宁疗护等全方位全周期的医疗卫生服务"。该法从立法层面把安宁疗护列入国家健康体系，成为每一个人都拥有的健康权利，是国家目标、法律要求和民众的共识，意味着安宁疗护服务从此"有法可依"。

七、首次发布安宁疗护基本用药指南

2021 年 4 月 6 日，由河南省郑州市第九人民医院李玲博士主持完成的我国首部《姑息治疗与安宁疗护基本用药指南》（简称《指南》）在中国全科医学学术平台发布。《指南》详细描述了姑息治疗与安宁疗护过程中用药流程和用药原则，围绕各种疾病终末期和临终患者常见的 33 个全身性和各系统的躯体、精神心理症状及难治性症状，推荐了 23 种治疗药物，其中 20 种药物收录于我国现行《国家基本药物目录》。《指南》的制定有助于提升对疾病终末期和临终患者的诊疗服务质量，是确保患者获得舒适与尊严性医疗服务的基本保障，填补了我国姑息治疗与安宁疗护学科发展的空白，荣获世界卫生组织与中华医学会杂志社联合颁发的"五星级"专业指南殊荣，为安宁疗护作出了中国贡献，标志着安宁疗护事业发展进入到了一个新阶段。

安宁寄语

安宁疗护是社会民生的事业，可以说是人生最重要的民生，也是最后的民生。安宁疗护同样是一项能显示社会文明程度的重大普惠性民生工程，需要基础性、兜底性的政策扶持。

——中山大学社会学与人类学学院教授　程瑜

第五节 直面生死是对生命的最高尊重

说到生死，国人更喜欢谈生，对死亡常采取回避态度。中国的传统文化大多是儒释道思想的长期历史沉淀，因此我们对生与死的看法和观点受到传统文化和自然本能带来的极大影响。

一、中国生命教育现状

（一）生命教育的兴起背景

死亡教育引入源自20世纪末的我国台湾地区，为使民众易于接受，称为"生命教育"。2001年台湾开始在包括幼儿园在内的教育机构全面推行生命教育，因此这一年被称为"生命教育年"。生命教育不仅与人的世界观、人生观、价值观的树立密切相关，也包含着如何理解生命过程、如何处理与周围事物环境之间的关系、如何悦纳自我等重要课题，是一门系统的学问。

对全民开展生死观教育，通过社会力量组成服务团队，引导临终患者及家属正确地理解死亡，坦然接受死亡，是安宁疗护工作的重要内容之一。

（二）中国民众的生命教育

中国的生命教育起步相对较晚。对于安宁疗护普遍存在社会接受度低，很大程度与公众生命教育的缺失有关。随着安宁疗护在国内日趋重视，生命教育也逐渐引起更多学者的关注和社会公众的注意。这期间，出版了一系列涉及死亡教育的著作，诸如《中国生死智慧》《善死与善终》等，在学术界产生了极大的影响。部分高等学校也逐渐开设了一批生命教育课程。

生命教育不仅仅针对临终患者，也应该是所有年龄阶段的人们都要了解和思考的重要议题。近几年，国家层面对生命教育也逐渐重视起来。

2019 年 10 月，国家卫健委等八个部门发布《关于建立完善老年健康服务体系的指导意见》，强调应加强对公众的宣传教育，将生命教育纳入中小学校健康课程，推动安宁疗护理念得到社会广泛认可和接受。

二、安宁疗护与生命教育

（一）安宁疗护与生命教育密不可分

生命教育的直接目的就是唤醒人们的死亡意识，教育人们珍惜生命，热爱生活，规划好未来的人生，以活出最好的自己。正如安宁疗护专家北京清华长庚医院疼痛科主任路桂军教授所说："安宁疗护是扎根于生死教育基础上的文化。"从事安宁疗护工作的医护人员、社工、志愿者等都应该肩负起生命教育的责任，具备扎实的死亡教育知识和专业技能。

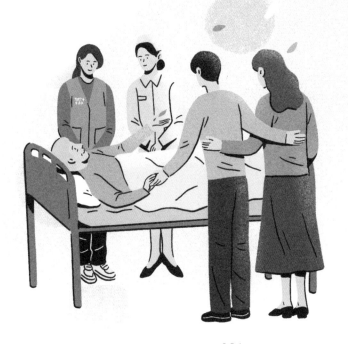

（二）向死而生是一种人生的境界

海德格尔曾说，向死而生的意义是：当你无限接近死亡，才能深切体会生的意义。死亡是人生的重要组成部分，是无法逾越的自然规律，是唯一无法学习体验的经历。大家都知道，无论做任何事情都是要做准备的，每个人面对死亡也都应有所准备。当我们要从这个世界离开之前，也许我们有很多的准备需要做，但是大多数人可能会把注意力放在如何治疗，或者如何延长生命上，这就会导致很多想做的事情、很多愿望没有实现，很多准备工作没有做好使得患者或者老人最后离开的时候带着很多的遗憾，甚至连家属也会有很多的遗憾，而且这些遗憾很有可能是再也没有办法弥补的。

赵可式教授曾经这样说："一个人此生只能死一次，如果患者不能善终，家属不能善别，那将是一种很大的痛苦。"安宁疗护绝对不是让生命终末期的患者或者老人等死，或者放弃治疗，而是要在最小的伤害和最大尊重的前提下，让生命终末期患者的最后时光能够尽量舒适、宁静和有尊严，能够帮助他们来做好离开这个世界之前的准备工作。

（三）怎样开展生命教育

安宁疗护工作中的生命教育是为帮助患者与死亡和解的重要手段，它是安宁疗护的工作基础。关于开展生命教育方法，具体有以下几点。

第一，讲善终。善终就是安详离世并受礼安葬。临终时身体没有病痛，心里没有烦恼，离世后还会得到人们的关照。也指因衰老而死，即无疾而终或寿终正寝。帮助临终患者了解自己真实的病情，转变对死亡的认知，把死亡看作人类生命的必要组成部分，以及人类生命转化的一个自然过程。与疾病对话，了解死亡的过程，有助于缓解死亡焦虑和恐惧，提高生命质量，平静、安详地离世。

第二，讲关怀。生命教育是一种灵性的关怀，是一种心灵的靠近，是"以生命影响生命，以生命引领生命，以生命感动生命"的生命教育。生命关怀作为一种人文关怀，重点是在于对人的生存状况的关怀。每个人的人生，就是一个故事，每一位患病的人都是一个独特的故事，只有读懂患者的故事，才能开始思考如何解除患者的痛苦，抚慰他们的伤痛。充分了解临终患者的心愿，尊重每一个生命，尽可能按照他们自己选择的方式，圆满地和这个世界说再见，这是给患者的最后一份爱。

第三，讲关爱。生命教育有助于培养人们尊重生命的人文精神，引导人们透彻地理解生命，反思生活，获得对生命与死亡的感悟。帮助临终患者与亲人做好"四道人生"，即道谢、道爱、道歉、道别，毫不掩饰地说出"谢谢你""我爱你""对不起，请原谅""我走了"。不仅让患者感受到被尊重，体会到社会的和谐，也有助于促进医护人员自身生命素养的提升和心灵的成长。

第四，讲善活。安顿患者家属，帮助丧亲者接纳亲人死亡的事实，减轻内心的哀伤，重新回归生活。同时，认清医学所具有的局限性，死亡是疾病与衰老的必然结果，避免因为拒绝接受死亡迁怒于医护人员，导致医患纠纷。

总之，生、老、病、死都是人生的常态。当一个人见证过了生死别离之后，应该对死亡有更加清醒的认识。越是与死亡接近，越应该接受死亡，越要尊重科学，探讨如何在生的时候享受时光，在死的时候有尊严地告别。死亡教育的真谛是爱的教育，珍惜身边的人，爱自己所爱。只有把"死"这个环节谈透了，"生"的空间才会更有意义。

为了更好地让您了解本书的内容，请正在阅读的您思考："如果我的生命只剩下3天，我将怎样度过？"请在读完本书后回答该问题。无论你的回答是什么，如何有意义地度过剩余的时光，将是留给我们一生的思考题。

安宁寄语

呼吁医院建立"安宁疗护中心"，让患者有尊严、有家人陪伴地走过人生最后一程；从中小学生开始开展生命教育，教会他们尊重死亡、尊重生命。

——全国人大代表、北京大学首钢医院院长　顾晋

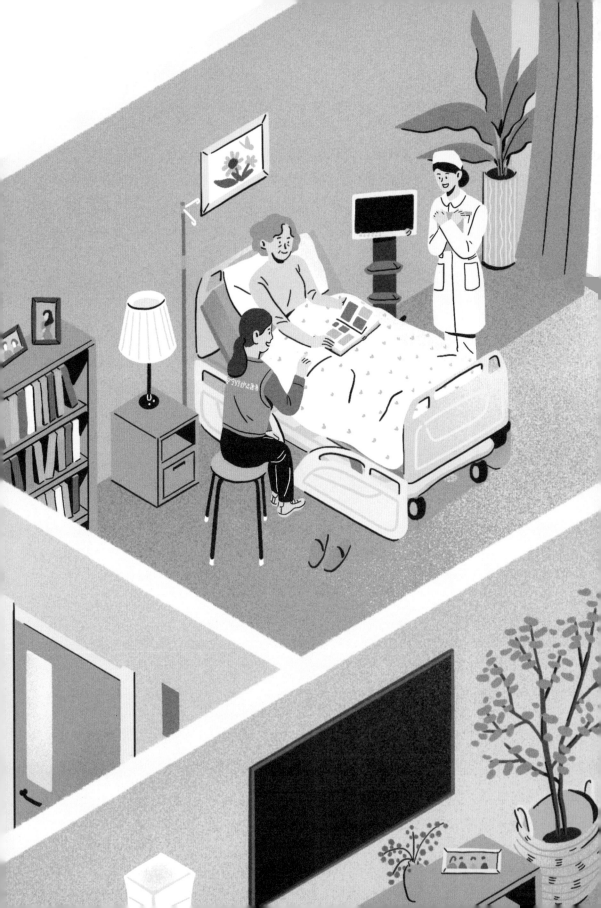

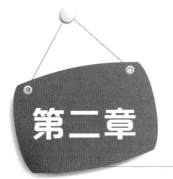

第二章

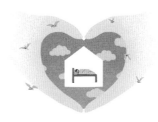

最后的驿站——安宁疗护病房

医学是一种回应他人痛苦的努力。

——丽塔·卡伦（Rita Charon）

二维码2-1
叙事医学

一封公开信

2012年2月27日，上海市民秦岭在微博上给时任上海市委书记俞正声同志写了一封公开信，诉说其身为国企退休工人的父亲罹患癌症后遇到的种种艰辛。

秦岭针对癌症晚期患者家属所面临的问题，提炼了四个具体诉求，发出了无数患者和家属的心声。

其一，为癌症晚期患者提供一个有尊严、稳定且安全的就医环境。

其二，完善癌症晚期患者的用药保障。

其三，支持和鼓励社会力量对癌症晚期患者及家属进行心理辅导、陪护提供等慈善服务或志愿者行动。

其四，严厉打击非法医托和高价医护用品推销给患者带来的二次伤害，提供正规安全、价廉物美的医疗用品销售渠道。

两天之后，29日，俞正声给秦岭回信，并授权上海市政府新闻办公室官方微博"上海发布"公开发表："秦岭同志：看到你的公开信后，心情很沉重。谁都有父母、谁都有亲人，当眼见有养育之恩的亲人于病危之际而无力相助之时，又遭遇一些制度缺陷的伤害，心中之痛，不言自明。我们大家会尽力帮助你，更重要的是同志们都赞成你的四点诉求，特别要在癌症晚期病人的关怀上，争取在制度上有所前进。"

请思考：生命末期您是否需要有一个可以依靠的生命驿站？

医院的病床是很多生命结束的地方，带着留置针、心电监护仪和呼吸机等医疗设备的患者，有的甚至没有机会和家人好好告别就遗憾地离开。安宁疗护团队把安宁疗护病房营造出像家一样的感觉，让患者享受家庭式的温暖，减少患者身体的疼痛，最大限度尊重临终患者，注重他们的精神需求，更关注他们的内心感受。愿每一个人都能在生命最后的温馨港湾——安宁疗护病房里，有尊严地谢幕。

第一节　生命的旅程

一、认识健康

根据世界卫生组织的解释：健康不仅是指身体没有出现疾病或虚弱现象，还指生理、心理和社会的完好状态。健康是人的基本权利，是人民幸福生活的基础。

《"健康中国2030"规划纲要》中指出，健康是促进人的全面发展的必然要求，是经济社会发展的基础条件，是民族昌盛和国家富强的重要标志，也是广大人民群众的共同追求。尤其强调要"把健康融入所有政策，加快转变健康领域发展方式，全方位、全周期维护和保障人民健康"。

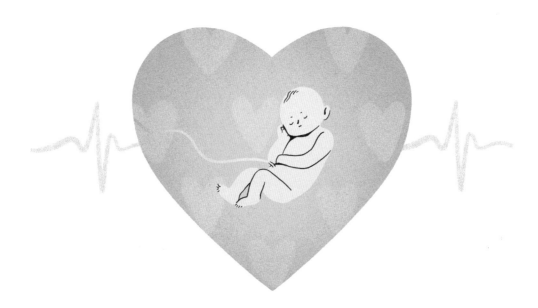

站在新的历史起点，面对广大人民群众对美好生活的向往，我国的卫生事业应围绕全生命周期，从"以治病为中心"转变为"以健康为中心"，努力为人民群众提供全生命周期的卫生与健康服务。

二、认识衰老

什么是衰老呢？世界卫生组织的定义是：衰老是体内各种分子和细胞损伤随时间逐步积累的过程。衰老是机体对环境的生理和心理适应能力进行性降低、逐渐趋向死亡的现象。就像脸上会长皱纹、头发会变白一样，是任何人无法改变的自然规律。随着年龄增长，每个人都不可避免地走向衰老。衰老既是独立的状态，又与疾病相互依存。

衰老包括生物性衰老和社会性衰老两部分。生物性衰老又分为生理性衰老和病理性衰老。生理性衰老是机体成熟期后出现的生理性退化过程，表现在体形、解剖、免疫、内分泌、思维活动等多方面的变化。随着衰老的进展，组织器官的生理功能也随之衰竭。病理性衰老是由于创伤、疾病等各种因素所导致的变化。社会性（心理性、精神性）衰老常出现心灰意冷、老气横秋的状态。

人类的衰老不是一个匀速渐进的过程，而是有些时候衰老得快，有些时候衰老得慢，每个人衰老的速度也是不一样的。2019 年发表在 *Nature Medicine* 的研究认为，人类有三个衰老速度明显加快的时间点，分别是 34 岁、60 岁和 78 岁。34 岁，皮肤开始慢慢松弛，细纹爬上了脸庞。60 岁，激素发生变化，肌肉慢慢流失，骨密度逐渐下降，身体全面进入衰老阶段，常常会感到力不从心。世界卫生组织把 60 岁以上的人口占总人口比例达到 10%（或 65 岁以上人口占总人口比例达到 7%）作为国家或地区进入老龄化社会的标准。78 岁，细胞的衰老加速，会产生衰老相关分泌表型，使细胞和组织产生慢性低度的炎症环境，从而导致组织器官功能受损。

从中年到老年，除了需要面对外界的变化，还要正确认识衰老过程中生理、心理的变化。一旦出现头发脱落、变白，皱纹增多，皮肤肌肉松弛、失去光泽，眼花、耳背，腰弯背驼，体能下降，关节疼痛，记忆力减退，步态异常，免疫功能下降，抗感染能力下降等，就预示着衰老越来越近了。

衰老后直接面对着各种慢性疾病、癌症、老年痴呆甚至死亡，导致痛苦，所以衰老让人恐惧、害怕、厌恶。也因此，长命百岁、青春永驻是人类永恒的追求。

然而，衰老是不可抗拒的自然规律，是非常复杂的进程，目前并没有真正有效的抗衰老药物。既然人在衰老时会出现器官功能丧失，无法恢复，我们就必须学会与其"和平共处"。对抗衰老，应从正确认识衰老过程中的生理、心理变化开始，养成良好的生活习惯，保证充足的睡眠时间，适当加强体育锻炼，延长健康生命预期或许可以延缓衰老过程。

三、认识死亡

（一）心死亡与脑死亡

心死亡是指心脏停止跳动，是人类公认的死亡标准。当一个人没有了呼吸、心跳停止、意识丧失就被判断为死亡，这也是我国现行法律承认的死亡标准。脑死亡是脑组织或脑细胞全部死亡，脑功能完全不可逆地丧失和停止。

（二）死亡过程

1. 濒死期

此期机体各系统的功能出现严重障碍，表现为呼吸不规则、心跳减弱、血压降低、意识不清、各种反射减弱与迟钝、肢体抽搐等征象。

2. 临床死亡期

此期表现为心跳、呼吸停止，各种反射消失，瞳孔散大，心电图呈直线。

3. 生物学死亡期

生物学死亡期是死亡过程的最后阶段，机体已不能复活。

在生命的最后时刻，人的身体会发生哪些变化呢？

第一，回光返照。在生命终点来临之前，人的大脑会调动和激发身体的一切潜能，刺激肾上腺分泌出大量的激素，包括肾上腺皮质释放的糖皮质激素和盐皮质激素，肾上腺髓质释放的肾上腺素和去甲肾上腺素等求救信号，帮助临终患者缓解症状，看上去就如同疾病消失了一样。器官功能开始活跃，食欲增大，喜欢吃冷饮。此时家属应尽可能满足他们的需求。由于身体素质强弱不同，回光返照的时间也不相同，短则几小时，长则几天。

第二，器官衰竭。当自然死亡时，身体会出现各种临终反应。由于肠道已经无法正常工作，食物堆积在胃中，临终者会感到恶心、食欲减退，食则即吐，也可有大小便失禁等，此时不应再勉强给他们喂食。最终，能量基本消耗殆尽，身体已经无法咳嗽或者吞咽，呼吸的时候口中会发出一种嘎嘎的声音，又称临终喉鸣，通常会出现在死亡前的几小时。

第三，多器官衰竭并发症。除了自然死亡外，某些恶性疾病导致患者面临各种并发症，如身体出现严重的水肿，说明器官已经走到了衰竭阶段，不应再给临终者补液。随着死亡脚步的临近，心功能逐步减弱，心率由快到慢、血压下降、手脚苍白冰凉、呼吸也会越来越微弱无力。最终，心脏彻底停止跳动，呼吸停止，人的生命就此终结。但此时，听觉仍然存在，亲人可以用语言表达对逝者的关爱和慰藉，做好最后的告别。

不难看出，了解死亡，更要敬畏生命，做好死亡来临的准备，不至于到那一时刻真的到来时束手无策。著名作家余华曾说"死亡不是失去生命，而是走出时间"。当死神到来时，我们就应该同它"讲和"，让生命逝去时更平静、更温暖。

四、人口平均预期寿命

人口平均预期寿命是指：在当前分年龄死亡率保持不变的情况下，同一时期出生的人预期能继续生存的平均年数。预期寿命是联合国人类发展指数三大核心指标之一，反映了一个国家或城市的整体健康水平和社会生活质量。

古人云："人生七十古来稀。"在古代活到七十岁已非常少见。这与人的生活环境、饮食习惯、日常生活习惯等因素息息相关。人体健康和寿命有五大决定因素：父母遗传占 15%，社会环境占 10%，自然环境占 7%，医疗条件占 8%，而生活方式占 60%，生活方式几乎起了决定性作用。人们需要养成健康的生活方式，才会活得更长、活得更健康。

《2021 年我国卫生健康事业发展统计公报》显示：我国居民人均预期寿命不断提高，由 2020 年的 77.93 岁提高到 2021 年的 78.2 岁。《"十四五"健康老龄化规划》将我国人均预期寿命在 2020 年基础上继续提高 1 岁左右。国家在努力把这 1 岁变成国家发展、社会进步的动力和红利。

随着科技的发展，细胞技术的不断成熟，人活到 100 岁也不是没有可能。人们的寿命延长了，随之而来的就是社会整体老龄化，老年人的健康问题已成为一个亟待解决的社会问题。

五、认识临终期

（一）临终期的界定

临终是人体临床死亡前主要生命器官生理功能趋向衰竭、生命活动趋于停止的时期，它既是生命活动的最后一个阶段，也是死亡过程的起始阶段。

关于临终期时间长度的界定，在不同国家或地区有着不同的标准，尚未完全统一，但多数国家界定为小于 6 个月。一般情况下，预生存期在数小时至数天，称为濒死期；预生存期从数天至数周，称为临终期。

（二）临终轨迹

不同疾病趋于死亡的轨迹是不同的，大致分以下四种类型。

1. 突然死亡

少数死亡者，可因突发的心脑血管疾病而导致猝死，死前未发现有重大疾病。更有极少数死者，生前健康状况良好，因突发的事故或灾难而导致意外死亡。

2. 癌症死亡

多数癌症患者，从发病、确诊、治疗到终末期，一般要经历一段比较长的疾病发展过程，身体健康状况每况愈下，器官功能逐渐衰竭，体重明显减轻，痛苦症状逐渐加剧，生活质量日益下降，直至离开人世。

3. 器官衰竭死亡

部分患者患有一种或多种脏器的严重器质性病变，会发生多次器官功能衰竭，每次衰竭的发生均会使健康状况下降，经过积极抢救和治疗，健康状况可有一定程度的恢复，但总体处于逐渐下降趋势，直至生命的终结。

4. 失智症死亡

失智症患者即痴呆患者，多见于老年人群。失智症患者一般要经历一段比较长的发展过程，在痴呆发生的早期和晚期进展比较快，中间要经历比较长的平台期。

由此可见，临终期具有一定的规律性，我们只有认识了这个变化轨迹，才能预测即将到来的死亡。

安宁寄语

我们到老年失能以后，如果再加上一些疾病，最后这一段时期是在医院里面度过的话，那绝对不是最合适的途径，医院不是用来解决衰老问题的。当然生命的最后一个阶段，就是已经没有办法挽回的时候，一定要做好安宁疗护，给予很好的缓和医疗。

——中国科学院院士、全国政协原副主席　韩启德

第二节 如何走好生命最后一程

正如生命的开始是在妈妈的子宫里孕育，结束也应该在温暖的环境中消逝。随着缓和医疗和安宁疗护的建立，我们对待生命的态度有了很多转变，不仅追求生命长度——活得越长越好，还要追求生命品质——活得舒心走得有尊严。

一、生命追求"量"

每个人都不止一次看过《西游记》这部电视剧，在这部剧中主要的场景之一就是白骨精、牛魔王等妖魔想尽各种办法要吃唐僧肉，从而达到可以长生不老的目的。人可以长生不老吗？一直以来在中国老百姓心中保留一个传统观念就是"活到一百岁，成为百岁老人"，甚至有的养老机构给出的目标是我们要活 120 岁。多数人认为"活得越长越好"，甚至一些老人寻求偏方或保养品来试图达到延年益寿的目的，追求生命长度即岁数，看重生命的数量。

近年来，我们国家注重加强老年人的健康管理，比如很多地区对长寿老人每年给予一定数量的经济补助，扶植养老机构关心关爱老人，老年人平均寿命较前明显增长。

二、生命追求"质"

随着安宁疗护理念逐渐渗透，人们开始追求生命的品质。如何提高生命的品质呢？这些可以由安宁疗护帮助我们做到。安宁疗护可以为疾病终末期或老年患者在临终前提供身体、心理、精神等方面的照料和人文关怀等服务，控制痛苦和不适症状，提高生命质量，帮助患者舒适安详、有尊严地离世。安宁疗护的核心理念是维护和尊重生命，接受死亡是一个自然的过程，既不刻意加速也不拖延死亡，而是提供缓解疼痛及其他痛苦症状的临床医疗服务，将对患者心理和精神的关怀整合为一体，帮助患者尽可能以积极的态度度过临终阶段。

　　安宁疗护是从现代医学无法治愈疾病的基础上发展而来的，它的主要内容是：用医学手段控制患者痛苦的症状，缓解疼痛，为患者提供舒适护理，让患者享受生活，体现生命尊严；为患者提供心理和社会支持，协助满足患者心理需求，让患者接纳自己并与自己和平相处，修复破裂的关系和建立新的关系；为患者提供精神关怀，协助患者寻求生命的意义，使患者的心灵得到平静与安宁；提高患者和家属对疾病与死亡的认知度；为家属提供关怀与支持，协助家属度过面对死亡的过程，协助家属安排合适的丧葬方式，为家属的居丧期提供心理支持。自从桑德斯创办第一家现代安宁疗护医院以来，终末期患者在进入安宁疗护医院之后，由于痛苦减轻，反

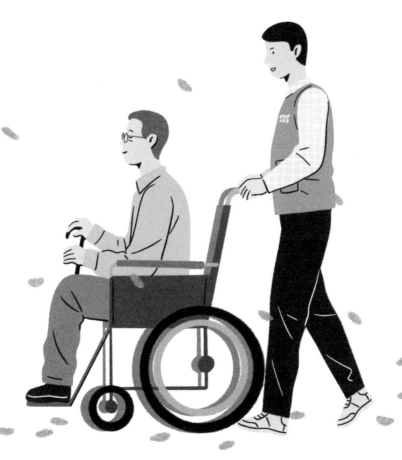

而更珍惜存活的日子，想要过好每一天，直到自然离世。

琼瑶在生前预嘱中写道：帮助我没有痛苦地死去，比千方百计让我痛苦地活着意义重大。甚至她清晰地列出不需要插鼻胃管、尿管、呼吸管；不动大手术，不要气管切开、电除颤、体外膜肺氧合等生命支持。琼瑶也表露出她对生命的看法："生时愿如火花，燃烧到生命最后一刻。死时愿如雪花，飘然落地，化为尘土。"人生最无奈的事，是不能选择生，也不能选择死，一些习俗和牢不可破的生死观念禁锢了我们的思想，时代在不停地进步，是开始改变观念的时候了。

三、安宁疗护追求"质"与"量"的统一

疾病到了终末期，已经没有治愈的条件和手段，无论什么样的家庭，家属最终的诉求都是，希望患者能"走好"。让患者"走好"的唯一方式，就是按照患者所期待的方式去度过他们生命当中的最后一段时光。然而，由于人们强调通过积极治疗延长生命，导致数百万人在生命终末期不仅支付了价格高昂的医疗费用，而且遭受了不必要的痛苦。终末期的过度治疗不仅忽视患者尊严，增加患者痛苦，也导致了医疗资源的浪费。

近年来，国家卫健委在加强安宁疗护服务的顶层设计、完善政策支持、进行试点探索等方面开展了一系列工作。既能保证生命的质量，又能满足传统理念的长寿，做到生命"质"和"量"的统一。

安宁疗护不仅是家属的意愿，更是患者本人的意愿。但同时我们也不能不去顾虑患者现实身体状态，单纯追求生命的长度，甚至在呼吸机和胃管鼻饲下无尊严地痛苦生存，认为生命越长越好。

患者可以来到安宁疗护病房，或接受高质量有针对性专业化的居家安宁疗护服务。在最小伤害和最大尊重的前提下让他们的最后时日尽量舒适、宁静和有尊严，达到活之安然、老之自然，生死两相安，满足安宁疗护的"质"和"量"的统一，让每一位患者都能圆满走完生命最后的历程！

安宁寄语

　　每个人来到这个世界上，有人生大戏的开幕，就一定会有人生大戏的落幕，为人生最后一程给予照护和提供人文关怀，是人类文明进步的表现。对于临终的人而言，陪伴是临终关怀必不可少的手段。通过与临终的人建立足够的信任，身心俱在地陪伴，对临终的人施以"软言慰喻"，令他实现自我满足、自我肯定、自我庆慰，从而无悔、无怨、无忧。

——河北省佛教协会会长、河北省生活禅文化公益基金会

副理事长　明海

第三节　来自ICU的一线数据

一、ICU生命终末期现状

　　随着医疗技术的进步和重症医学的飞速发展，危重症患者的抢救成功率明显提高。但重症监护病房（ICU）中处于生命终末期的患者却无法保障他们的生活质量，先进的生命支持技术只能维持生命体征，延长存活时间。一些患者并不希望依靠机器和药物延续生命，他们希望有尊严地走完生命最后一程。ICU是目前医院病死率最高的地方，生命终末期该如何在ICU度过？

（一）国外ICU生命终末期治疗现状

　　由于地域、文化、传统等差异，欧美国家在生命终末期治疗理念与我们国家有很多不同，从目前看ICU终末期治疗主要包括以下阶段：积极治疗阶段、选择性限制生命抢救治疗阶段和停止全部治疗阶段。国外对生命

终末期限制或撤离生命支持研究较早且研究内容较多，例如，如何实施限制或撤离生命支持、什么时间开始限制或撤离生命支持治疗等。ICU 医生认为进一步治疗对患者无益时，可以停止全部治疗。如果某种治疗措施不能使患者受益，那么就可以限制或撤离生命支持治疗。医生应该详细全面向家属或患者交代这种治疗方法的益处和风险性。欧美国家对生命终末期患者研究显示：ICU 生命终末期患者采取限制或撤离生命支持治疗很普遍，绝大部分患者愿意接受。

（二）国内ICU生命终末期治疗现状

我国 ICU 从 20 世纪 90 年代开始建立，目前的模式以积极治疗为主，实施限制医疗非常少。虽然 ICU 可以延长罹患绝症（如脑死亡、恶性肿瘤晚期、多器官衰竭）的临终患者的存活时间，但是患者常处于极低的生存质量状态，如持续昏迷、长期依赖呼吸机不能脱机，甚至为了配合治疗不得不将身体束缚起来。这些不仅给患者及家属带来了巨大的痛苦，也给家庭带来沉重的经济负担，同时也浪费有限的医疗资源。此时，应与家属进行充分的沟通，在详细介绍患者病情及治疗措施的同时，结合有利、无伤、尊重及公正等伦理学的基本原则，解释限制生命支持治疗的理由、措施及结局，以期得到家属的认同。

（三）ICU生命终末期限制或撤离生命支持治疗合理实施

限制或撤离生命支持治疗也可以称为放弃治疗措施，是一种人道主义选择，体现出对生命尊严的尊重。越来越多的伦理学家和医生认识到相当一部分无法治愈的 ICU 终末期患者，不愿意接受 ICU 仪器与技术支持、延长生命、痛苦迎接死亡。对无法治愈的患者，提高生存质量比不惜一切代价延长生命更为重要，死亡对每个人来说是不可避免的，当死亡已经开始或不可逆转时，"放弃"治疗是对客观规律的尊重，是对生命尊严的尊重。

首先，对于医务人员来讲，必须有能力做出正确的判断，即医务人员要明确为什么要放弃治疗、放弃什么样的治疗、何时放弃治疗、如何放弃治疗四方面的问题，依赖于医护人员的诊疗技术水平和长期的临床工作经验，并且要遵守相关的规定建立医院的监督机制，使得判断更加科学合理，制订出完整的放弃生命支持治疗的计划。

其次，要建立放弃生命支持治疗的临床操作规范，以及相关的人员培训制度，尤其是医学伦理学专家的介入是必不可少的。需要临床科室、医院管理部门、上级医疗管理部门、医疗保险部门等共同参与制定必要的法规来保障，监督医疗秩序的健康和谐发展。使得放弃生命支持治疗的实施更加客观、公平。要减少医疗过程中该放弃的不放弃，不该放弃的却放弃等现象。

综上所述，对于生命末期治疗，如果评估积极治疗已无实际意义，放弃生命支持治疗显然是一种公正和公益的选择，对于患者及家属也是一种解脱。同时，对于医务人员应该积极进行有关人文社会知识的学习和培训，包括医学伦理学、医学心理学、临终关怀学、死亡教育学、姑息医学、医学法律等相关知识，以适应相应的放弃生命支持治疗法规的落地实施。

医学的发展与进步不应单纯追求提高治疗技术、延长存活时间，而忽略医学伦理学原则。对于生命终末期患者的管理，应将安宁疗护作为改善医疗质量的最高目标，以实现有尊严地死亡。临床医师应通过充分沟通了解患者或家属的意愿与利益，使用镇痛、镇静药物减轻痛苦，控制不适症状；同时尽可能缩短无效治疗时间，减轻经济负担。在我国，有关法律体制还不够完善，存在医患信任缺失，加之传统社会道德约束，生命终末期治疗与国外存在差异。随着全球范围内的有关危重症患者医学伦理观念的逐步统一，我们应当重视医学伦理学并对医务人员进行培训，对大众普及生命终末期的伦理原则，通过医护人员与家属的充分沟通，做出符合患者利益的最佳决定。

二、ICU经济花费

医院的病房分为普通病房和重症监护室。普通病房便是日常住院的地方。重症监护室，顾名思义是为重症或昏迷患者提供隔离场所和设备，提供最佳护理、综合治疗、术后早期康复等服务的病房。重症监护室一般为防止交叉感染，家属是不能陪伴在患者身旁的，只有医护人员允许的情况

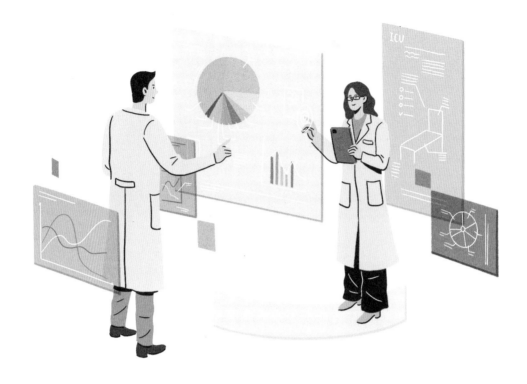

下才能进入。很多人都知道那里的花销非常大，有时一天就高达万元以上，这些钱都花在了什么地方呢？

　　首先，ICU 的床位费要高于普通病房，在千元左右，因为重症监护室中的患者往往需要各种监护仪器，监测生命体征。其次，重症患者往往需要体外仪器的协助来维持生命，这是一笔非常大的开销，比如血滤机（人工肾）、体外膜氧合器（人工肺，简称 ECMO）等仪器的费用都十分高昂。其他监护设备基本都在按小时收费，每小时从几十元到几百元不等，各种药物也是价格不菲，这仅仅是不出现任何意外的治疗费用。一旦出现其他情况需要抢救，费用更加昂贵，可想而知一天的费用一般都是以万为单位了。

三、ICU患者及家属心理特点

　　重症监护室里患者的病种多，病因复杂，病程长短各异，医疗环境使患者与家属隔离，同时 ICU 患者病情变化快，生命常处于死亡威胁之下，心理反应与一般患者有所不同。

（一）ICU患者心理特点

1. 焦虑与紧张

突然遭受意外创伤事件的危重患者，由于起病突然，病情变化快，对自己的病情缺乏认识，思想上毫无准备，对于病痛难以忍受，加上生活不能自理产生焦虑心理，患者对其病情的发展及预后感到渺茫，产生紧张心理。

2. 恐惧与害怕

重症监护室患者经一段时间的救治后，常需手术治疗，其一旦听到要"开刀"，即感到自己病情严重，这时对医护人员的一言一行都特别留意，心里十分害怕，并对手术产生恐惧感，害怕自己在他人的"疏忽、松懈"中突然死亡。

3. 绝望与抑郁

患者长期受病痛折磨，经过一段时间救治而无明显缓解，感到自己患了不治之症，死神即将来临，即产生抑郁心理对治疗失去信心，甚至拒绝治疗。

4. 逃避与放弃

有些患者因为家庭条件差，性格内向，认为患病后会给家人增添无尽的麻烦，增加经济负担，而选择放弃治疗。

（二）ICU危重患者家属的心理需求

ICU 患者一般病情危急且情况复杂，并且很多情况下昏迷不醒。而相应的 ICU 患者家属就承受着经济和心理方面的双重压力，情感变得十分脆弱。在患者进行治疗时，家属希望用最好的医疗手段；面对高昂的医疗费用束手无策时，家属担心亲人逝去，心理上会产生无助、沮丧、自责、内疚；面对治疗效果过高的期望不能实现时，家属内心无比焦虑、恐惧、易怒，甚至绝望；面对久病治疗无望的患者，家属会产生厌烦、抵触。这些情绪如果得不到及时宣泄，就会在行为上表现为悲痛欲绝，甚至导致精神上的崩溃。并且常常借题发挥，因一件小事而迁怒于别人，希望得到别人的同情与理解。

在保障患者康复的过程中，除了医师的治疗和护士的护理之外，家庭对患者的精神支持作用也是不可忽视的。因此，医护人员也要着重考虑患者家属的身心需求，并且对 ICU 患者家属进行引导性的护理，在改善医患关系的同时，提高患者治疗效率，减少由于 ICU 患者家属应激状态所带来的问题。

安宁寄语

安宁疗护的核心思想乃是医务人员对终末期患者所提供的一种缓和医疗服务。它要解决的并不是疾病的治愈问题，也不是患者生命的延长问题，而是患者生命质量的提高问题。

——山东大学基础医学院副教授　王云岭

第四节　安宁疗护病房

特鲁多医生有一句名言："有时去治愈，常常去帮助，总是去安慰。"临终患者必须面对的一个现实是，医学奇迹出现的概率并不高，更多的是生命的逝去。即使如今医疗技术发展得越来越好，许多疾病能够得到有效治疗和控制，人们仍然要面对医学不可能治愈一切疾病、不可能治愈每一位患者的事实。面对生命逝去，医护人员能做的便是温情相送，让患者平静、温暖、有尊严地走完最后一段时光，并且引导家属情绪，坦然接受亲人的离世。有这样一个地方，需要直面生死，而人性的温暖和微光却一直熠熠生辉，这个地方便是安宁疗护病房。

一、安宁疗护病房功能

安宁疗护病房作为专门设置的实施安宁疗护的病房，对安宁疗护团队而言，这是服务患者与家属的地方；对医院主管而言，则是宣扬尊重生命理念的地方。其主要功能如下。

（一）照顾服务中心

安宁疗护病房既可以服务患者及家属，提供诊断和治疗，又可以提供个性化服务。如果患者已处于临终期，现有医疗水平不可能使其痊愈，则可开始安宁疗护。护士与家属沟通，是否接受安宁疗护，即不进行插管、心肺复苏等创伤性抢救措施，而主要针对不适症状进行处理，如针对患者的水肿、疼痛、尿失禁等症状进行疗护。安宁疗护病房提供的个性化服务：根据患者和家属要求，收集旧照片来制作纪念册；工作人员充当传递者，将患者或家属想说又无法当面表达的话通过书信表达出来；心理护理跟进，帮助患者平静地面对死亡，完成心愿；患者离世后，安宁疗护居家团队会针对过度悲伤的家属进行定期追踪，包括寄问候卡、电话访谈、家庭访视等方式，直到家属恢复正常生活为止。

（二）教育示范中心

安宁疗护病房可以对医护人员及学生做安宁疗护训练，也可以对一般民众进行生死学教育。作为一门实践性很强的学科，目前，安宁疗护在中国尚未成为独立的学科，也未被纳入医学教育体系；缺乏规范化的教育培训基地，是医疗保健系统中薄弱的一环；较完善的高品质安宁疗护团队尚不充足，亟须培养安宁疗护的专门人才。2022年3月，国家卫生健康委等15部门联合印发《"十四五"健康老龄化规划》（简称《规划》），《规划》明确提出，开展安宁疗护服务发展专项工程，建设安宁疗护培训基地，通过加强组织管理、完善培训制度、充实教学设施、壮大师资队伍、优化培训机构等措施促进安宁疗护培训向专业化、规范化迈进。

我们要充分发挥"播种机"的作用和安宁病房的教育示范作用，积极开展科普宣传，提高公众对于安宁疗护的接纳度，因为留给临终患者的时间是不多的，享受安宁疗护服务是每一位公民的基本权利。

（三）咨询服务中心

安宁疗护病房可以当作联络与卫教、咨询及服务的基地。比如，濒死教育与死亡准备在临终阶段很重要，但绝大部分人缺乏相关知识，无论在家还是在医院，安宁疗护服务人员会制作濒死症状的相关知识手册，也会指导和协助家属做好死亡准备与后事安排，如此患者在临终前才能避免心肺复苏术等不必要且增加痛苦的措施。也可提供生前预嘱、预立医疗照护计划、遗体捐献等法律咨询或终末期患者营养支持方面的指导。

目前，我国需要安宁疗护服务的患者总数每年超过 1000 万，但据报道，只有不到 1% 的患者有机会接受安宁疗护服务。如今政府出于人文关怀，正在大力发展安宁疗护机构，完善相关的法律政策等，以便陪伴那些患者走过他们人生中的最后一段路程，让他们还能感受到这个世界的温暖。

二、安宁疗护病房与普通病房的区别

1. 服务环境

安宁疗护病房与普通病房最大的区别就是服务环境。当您走进安宁疗护病房没有人们想象中的压抑感，也没有刺鼻的污秽气味，扑面而来的是浓浓的人文气息。走廊里以人文理念设计的装修随处可见，挂满千纸鹤的生命树、一片片绿植给人以生机感，一张张医护人员和志愿者的笑脸、一句句温馨的提示语顿感暖心，会客室、谈心室、关怀室、沐浴室应有尽有。走进病房，桌椅、沙发、墙上的装饰画、床头上患者的精美照片，无一不感觉到就像走进了自己的家。通过室内设计的手法，为患者提供优质的疗护环境，向患者传递积极信息，抚慰患者及家属的心灵，使其感到舒适、欣慰及满足。这种"家庭式"病房让安宁疗护充满了温度，仿佛走进了人文精神的圣殿。死亡在这里变得不再可怕，而是

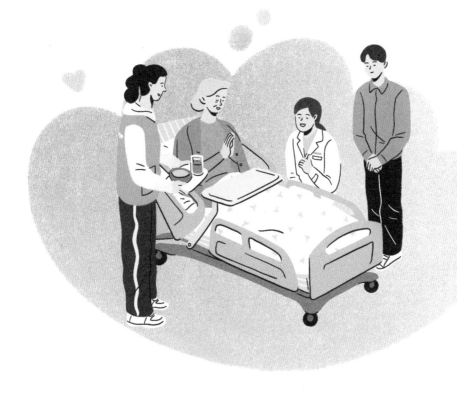

平静、安详、理性和科学。

2. 管理方法与治疗手段

普通病房患者出院有两种情况：一是病情稳定或康复可以出院，二是自动出院。然而，安宁疗护病房的终末期患者一般只有一种出院方式——病危出院，这是基于尊重生命的观念以及尊重患者自主权利的做法。

安宁疗护依据照护模式可分为医院、居家等多种形式，但无论在医院还是居家，患者都可以得到持续性照护。在安宁疗护病房的患者当病情稳定时可以回家，继续接受居家安宁疗护的照护服务。当病情恶化严重时，若患者及家属都能接受在医院死亡，则转入病房内做临终照顾。遵照患者在家离世的意愿，也可以接受居家安宁疗护的临终照护。

因此，安宁疗护病房与普通病房从病房管理、治疗手段与方法等方面具有很多不同（表2-1）。

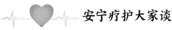

表2-1　安宁疗护病房与普通病房的区别

项目	安宁疗护病房	普通病房
目的宗旨	提高临终阶段生命质量	促进疾病痊愈或好转康复
服务对象	临终患者及家属	患者
病房管理	家庭式开放型	严格限制物品种类数量
陪伴探望	24小时探望、允许留宿陪床	探望时间严格规定
医护重点	减轻痛苦，舒适、安宁	医疗护理（治疗）
主要疗法	对症、心理、支持疗法	手术、药物、护理
麻醉药品	止痛药按时、个体化	有限制、按需给药
急救手段	拒绝有创急救、不进ICU	积极急救、进ICU
分科管理	不分系统和疾病	按系统和疾病分类
分级管理	不依照病情、不分级	三级护理和特护制度
社会支持	义工、志愿者	无
病室服饰	允许患者穿自己衣服	统一穿病室服装
作息时间	灵活休息	有规定
宗教信仰	提供宗教音乐、允许交友交流	不允许

三、安宁疗护病房标准

2017年2月9日，国家卫生计生委发布了《安宁疗护中心基本标准（试行）》《安宁疗护中心管理规范（试行）》和《安宁疗护实践指南（试行）》，以指导各地加强安宁疗护中心的建设和管理，规范安宁疗护服务行为。《安宁疗护中心基本标准（试行）》（简称《标准》）明确了安宁疗护中心是为疾病终末期患者在临终前通过控制痛苦和不适症状，提供身体、心理、精神等方面的照护和人文关怀等服务，以提高生命质量，帮助患者舒适、安详、有尊严地离世的医疗机构。《标准》规定了安宁疗护中心的床位、科室设置、人员、建筑要求、设备等基本条件。

（一）安宁病房科室设置

1. 临床科室

至少设内科、疼痛科、临终关怀科。

安宁疗护住院病区应当划分病房、护士站、治疗室、处置室、谈心室（评估室）、关怀室（告别室）、医务人员办公室、配膳室、沐浴室和日常活动场所等功能区域。其中谈心室、关怀室是有别于普通病房的设施。

在硬件和软件两个方面创造条件，尽量满足临终患者和家属的文化需求。如设置关怀室，室内根据不同的文化需求进行装修和布置；设置个性化配餐室，为有素食和清真饮食习惯的人，准备符合要求的食品；在条件许可的情况下，提供阅读、手工、绘画、书法、音乐、戏剧欣赏等所需物品；对有宗教信仰的临终者，允许其家人、朋友对其进行合情合法的宗教临终关怀活动。

2. 医技和相关职能科室

至少设药剂科、医疗质量管理、护理管理、医院感染管理、病案管理部门。医学影像、临床检验及消毒供应服务等，可以由签订协议的其他具备合法资质机构提供。

（二）安宁病房人员组成

1. 高年资医师

安宁疗护中心至少有1名具有副主任医师以上专业技术职务任职资格的医师。每10张床位至少配备1名执业医师。根据收治对象的疾病情况，可以聘请相关专科的兼职医师进行定期巡诊，处理各专科医疗问题。

2. 专业护理人员

安宁疗护中心至少配备1名具有主管护师以上专业技术职务任职资格的注册护士。每10张床至少配备4名护士，并按照与护士1∶3的比例配备护理员。

3. 其他

可以根据实际需要配备适宜的药师、技师、临床营养师、心理咨询（治疗）师、康复治疗师、中医师、行政管理人员、后勤人员、医务社会工作者及志愿服务者等人员。

（三）建筑要求

（1）安宁疗护中心的建筑设计布局应当满足消防安全、环境卫生学和无障碍要求。

（2）病房每床净使用面积不少于5平方米，每床间距不少于1.5米。两人以上房间，每床间应当设有帷幕或隔帘，以利于保护患者隐私。每床应配备床旁柜和呼叫装置，并配备床挡和调节高度的装置。

（3）每个病房应当设置卫生间，卫生间地面应当满足无障碍和防滑的要求。

（4）病区设有独立洗澡间，配备扶手、紧急呼叫装置。充分考虑临终患者的特殊性，配备相适应的洗澡设施、移动患者设施和防滑倒等安全防护措施。

（5）设有室内、室外活动等区域，且应当符合无障碍设计要求。患者活动区域和走廊两侧应当设扶手，房门应当方便轮椅、平车进出；功能检查用房、理疗用房应当设无障碍通道。

（6）设有关怀室（告别室），考虑民俗、传统文化需要，尊重民族习惯，体现人性、人道、关爱的特点，配备满足家属告别亡者需要的设施。

（四）设备

1. 基本设备

至少配备听诊器、血压计、温度计、身高体重测量设备、呼叫装置、给氧装置、电动吸引器或吸痰装置、气垫床或具有防治压疮功能的床垫、治疗车、晨晚间护理车、病历车、药品柜、心电图机、血氧饱和度监测仪、超声雾化机、血糖检测仪、患者转运车等。临床检验、消毒供应与其他合法机构签订相关服务合同，由其他机构提供服务的，可不配备检验和消毒供应设备。

2. 病房每床单元基本装备

与二级综合医院相同。

3.其他

有与开展的诊疗业务相应的其他设备。

四、安宁疗护病房管理

安宁疗护病房应当按照以下要求开展医疗质量管理工作。

（1）建立质量管理体系，保证质量管理体系运行有效，健全并执行各项规章制度，遵守相关技术规范和标准，落实质量控制措施、诊疗护理相关指南和技术操作规程，体现人文关怀。

（2）严格按照诊疗护理操作规范开展相关工作，建立合理、规范的诊疗护理服务流程，实行患者实名制管理。

（3）建立日常工作中发现质量问题逐级报告的机制，出现较多或明显的质量问题时，应当及时组织集体分析研究、协调解决。

（4）科室负责人直接负责质量管理和控制，定期组织质量评价，及时发现问题，提出改进意见，对评价结果进行分析并提出持续改进措施。

（5）按照规定使用和管理医疗设备、医疗耗材、消毒药械和医疗用品等。对医疗设备进行日常维护，保证设备正常运行。

（6）建立患者登记及医疗文书管理制度，医疗文书书写及管理应当符合国家有关规定。

（7）建立良好的与患者沟通的机制，按照规定对患者及家属进行告知，加强沟通，维护患者合法权益，保护患者隐私。

安宁疗护病房应当制定并落实管理规章制度，执行国家制定公布或者认可的技术规范和操作规程，明确工作人员岗位职责，落实各项安全管理和医院感染预防与控制措施，保障医疗质量和患者安全。

五、安宁疗护服务核心理念

1.以人为本

秉持"以患者为中心"的服务理念，依据患者不同的文化习俗，安宁疗护团队人员为患者营造安全、舒适、温馨、整洁的医疗环境，提高服务

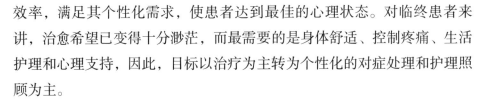

效率，满足其个性化需求，使患者达到最佳的心理状态。对临终患者来讲，治愈希望已变得十分渺茫，而最需要的是身体舒适、控制疼痛、生活护理和心理支持，因此，目标以治疗为主转为个性化的对症处理和护理照顾为主。

2. 维护人的尊严

患者尽管处于临终阶段，但个人尊严不应该因生命活力降低而递减，个人权利也不可因身体衰竭而被剥夺，只要未进入昏迷阶段，仍具有思想和感情，医护人员应维护患者的人格尊严、生命尊严并支持其个人权利；如保留个人隐私和自己的生活方式，参与医疗护理方案的制订，选择死亡方式等。

3. 整体观念

有些人片面地认为临终就是等待死亡，生活已没有价值，患者也变得消沉，对周围的一切失去兴趣。甚至有的医护人员也这样认为，并表现出面孔冷漠，态度、语言生硬，操作粗鲁，不知该如何面对临终者。安宁疗护则认为：临终也是生活，是一种特殊类型的生活，所以正确认识和尊重患者最后生活的价值，降低患者的整体痛苦，提高其生活质量是对临终患者最有效的服务。

在整体照护中，身体照护即症状控制和舒适照护，对终末期患者常见的症状控制及护理是安宁疗护的核心内容，也是心理、社会、精神层面照护的基础，通过症状管理措施缓解终末期患者的症状负担，减轻痛苦，最大程度提高患者的生活质量；舒适护理即让患者身体舒适，包括协助进食、沐浴、口腔护理，卧位护理，排便异常护理等，还包括环境中的温度、湿度、光线和声音等带来的舒适。心理照护主要是让每一个患者的尊严得到维护，心理得到安慰，在其生命末期寻求生命的意义，自我实现，自我满足，平静舒适。社会照护主要包括从家庭、学校、职业等社会关系上带来的舒适。最后，灵性照护主要是借助爱或信仰，使患者获得舒适、满足和超越，为其生命赋予意义和价值。

4. 积极的生死观

有生便有死，死亡和出生一样是客观世界的自然规律，是不可违背

3.其他

有与开展的诊疗业务相应的其他设备。

四、安宁疗护病房管理

安宁疗护病房应当按照以下要求开展医疗质量管理工作。

（1）建立质量管理体系，保证质量管理体系运行有效，健全并执行各项规章制度，遵守相关技术规范和标准，落实质量控制措施、诊疗护理相关指南和技术操作规程，体现人文关怀。

（2）严格按照诊疗护理操作规范开展相关工作，建立合理、规范的诊疗护理服务流程，实行患者实名制管理。

（3）建立日常工作中发现质量问题逐级报告的机制，出现较多或明显的质量问题时，应当及时组织集体分析研究、协调解决。

（4）科室负责人直接负责质量管理和控制，定期组织质量评价，及时发现问题，提出改进意见，对评价结果进行分析并提出持续改进措施。

（5）按照规定使用和管理医疗设备、医疗耗材、消毒药械和医疗用品等。对医疗设备进行日常维护，保证设备正常运行。

（6）建立患者登记及医疗文书管理制度，医疗文书书写及管理应当符合国家有关规定。

（7）建立良好的与患者沟通的机制，按照规定对患者及家属进行告知，加强沟通，维护患者合法权益，保护患者隐私。

安宁疗护病房应当制定并落实管理规章制度，执行国家制定公布或者认可的技术规范和操作规程，明确工作人员岗位职责，落实各项安全管理和医院感染预防与控制措施，保障医疗质量和患者安全。

五、安宁疗护服务核心理念

1.以人为本

秉持"以患者为中心"的服务理念，依据患者不同的文化习俗，安宁疗护团队人员为患者营造安全、舒适、温馨、整洁的医疗环境，提高服务效率，满足其个性化需求，使患者达到最佳的心理状态。对临终患者来讲，治愈希望已变得十分渺茫，而最需要的是身体舒适、控制疼痛、生活护理和心理支持，因此，目标以治疗为主转为个性化的对症处理和护理照顾为主。

2.维护人的尊严

患者尽管处于临终阶段，但个人尊严不应该因生命活力降低而递减，个人权利也不可因身体衰竭而被剥夺，只要未进入昏迷阶段，仍具有思想和感情，医护人员应维护患者的人格尊严、生命尊严并支持其个人权利；如保留个人隐私和自己的生活方式，参与医疗护理方案的制订，选择死亡方式等。

3.整体观念

有些人片面地认为临终就是等待死亡，生活已没有价值，患者也变得消沉，对周围的一切失去兴趣。甚至有的医护人员也这样认为，并表现出面孔冷漠，态度、语言生硬，操作粗鲁，不知该如何面对临终者。安宁疗护则认为：临终也是生活，是一种特殊类型的生活，所以正确认识和尊重患者最后生活的价值，降低患者的整体痛苦，提高其生活质量是对临终患者最有效的服务。

在整体照护中，身体照护即症状控制和舒适照护，对终末期患者常见的症状控制及护理是安宁疗护的核心内容，也是心理、社会、精神层面照护的基础，通过症状管理措施缓解终末期患者的症状负担，减轻痛苦，最大程度提高患者的生活质量；舒适护理即让患者身体舒适，包括协助进食、沐浴、口腔护理，卧位护理，排便异常护理等，还包括环境中的温度、湿度、光线和声音等带来的舒适。心理照护主要是让每一个患者的尊严得到维护，心理得到安慰，在其生命末期寻求生命的意义，自我实现，自我满足，平静舒适。社会照护主要包括从家庭、学校、职业等社会关系上带来的舒适。最后，灵性照护主要是借助爱或信仰，使患者获得舒适、满足和超越，为其生命赋予意义和价值。

4.积极的生死观

有生便有死，死亡和出生一样是客观世界的自然规律，是不可违背的，是每个人都要经历的事实，正视死亡才使生显得有意义。而临终患者只是比我们早些面对死亡的人。死赋予生以意义，死是一个人的最终决断，所以，我们要珍惜生命、珍惜时间，要迎接挑战、医患共同勇敢地面对死亡。

自1967年桑德斯博士建立了世界上第一家现代临终关怀机构以来，人们从只重视"优生"逐渐开始关注"优逝"问题。我国的安宁疗护虽然起步晚，但国家高度重视，满足临终患者需求成为安宁疗护的工作重点。

安宁寄语

安宁疗护服务是医学与人文、理性与感性的碰撞，是道德与情操、人性与奉献的交汇。如果说安宁疗护病房是距天堂最近的病房，安宁疗护服务团队的成员就是那带着翅膀的天使，用温柔善心帮助每一位夕阳西下的人抵达生死两相安的彼岸。

——中国生命关怀协会调研部副主任、上海市安宁疗护

服务管理中心专家组组长　施永兴

第五节　安宁疗护的准入标准

一、走进安宁疗护病房，直面生死

安宁疗护病房是对疾病终末期患者的特设病房，实施"五全照顾"，即全人、全家、全程、全队及全社区照顾。不只关心患者，也关心照顾家属；不只照顾患者到临终，也帮助家属度过悲伤，还结合医师、护理师、社工、志工等相关人员共同照顾患者及家属。安宁疗护病房虽小，但意义重大，它绝非冰冰冷冷的空间，而是一个有生命、有灵魂、有精神、有人性、有亲情、有个性和有思想的有形体与无形体相结合的空间。安宁疗护

病房是医护空间与人文精神的融合，是疗愈心灵的窗口。

安宁疗护病房为临终患者解决生理的病痛和心理的折磨。医生不再给病患插满各种管子，不再使用放射性治疗，而是对症下药，力争减轻他们的痛苦。社工抚平患者和家属心理的创伤，让生命更有尊严地谢幕。在病房里，安宁疗护并不是放弃治疗。世界卫生组织提出安宁疗护的三条原则是：重视生命并承认死亡是一种正常过程；既不加速也不延后死亡；提供解除临终痛苦和不适的办法。

二、安宁疗护服务流程

患者入住安宁病房的基本流程（图 2-1）：至少 2 名安宁疗护专业医师进行初步评估，判断患者是否可纳入安宁疗护服务。符合安宁疗护准入标准的患者、家属或监护人需在接受安宁疗护服务前认同安宁疗护理念，签署安宁疗护服务知情同意书。接受安宁疗护服务的患者，首先进行生存期评估，评估生存时间是以月为单位，还是以天为单位，初步制订安宁疗护策略。其次，对纳入安宁疗护服务的患者应完成包括家庭社会状况在内的生活质量评估、疼痛评估、症状评估、功能评估、营养筛查和评估、认知评估等综合评估。用医疗技术减轻不适症状，把患者的身体痛苦降到最低。同时，社工在与患者、家属反复进行谈心交流沟通中了解患者是怎样的人，有什么专业背景，有什么兴趣爱好，性格特点如何，价值观是什么样子，还会为患者画一张家庭关系图，了解患者的家庭结构和家庭支持系统，了解谁是患者的主要照顾者，了解患者的心愿清单等。最后，有针对性地制订出一个符合患者实际的、个性化的安宁疗护方案，并付诸实施。当患者离世后，安宁疗护团队还需完成服务满意度调查。服务团队在一年内会继续定期随访，为家属进行哀伤辅导，最大限度减轻家属的痛苦，帮助他们早日回归正常生活，实现逝者善终，家属善生。

2020 年，上海市制定了《安宁疗护服务规范》，作为安宁疗护服务首个地方标准，受到全国安宁疗护机构的重视。安宁疗护服务流程包括登记、识别、收治、评估、照护和转介等。

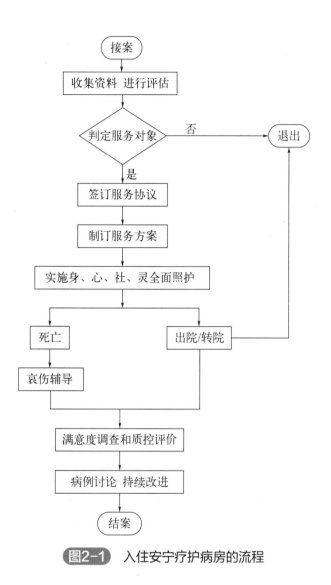

图2-1 入住安宁疗护病房的流程

（一）登记

　　疾病终末期患者、老年患者或家属提出申请，或医护人员结合临床症状提出建议，经相关医疗机构的执业医师、患者及家属协商确定，由患者及家属选择安宁疗护服务机构和服务方式，并预约登记。

（二）识别

　　由执业医师根据收治标准，判断患者是否可接受安宁疗护服务，以及安宁疗护服务的形式。

1. 安宁疗护识别

由执业医师依据病史和收治条件对患者进行判断，运用卡氏功能评分量表（KPS）初步评估患者功能状态，运用姑息功能评价量表（PPS）评估预期生存期。

2. 安宁疗护服务对象

居家安宁疗护服务对象：KPS 不大于 70 分，PPS 评估预期生存期不大于 6 个月。住院安宁疗护服务对象：KPS 不大于 50 分，PPS 评估预期生存期不大于 3 个月。

（三）收治

经识别达到收治标准的，执业医师应综合评估患者及家属的需求、家庭环境、经济状况等，确定安宁疗护服务的形式（居家、门诊和住院）。

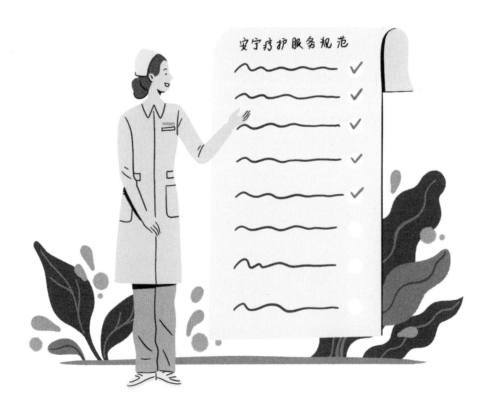

开展安宁疗护服务的机构应向患者或家属发放《安宁疗护告患者（家属）书》，并签署《安宁疗护协议书（知情同意书）》。为非安宁疗护床位的住院患者提供安宁疗护服务，可参照执行。

（四）评估

安宁疗护评估由执业医师、注册护士和社会工作者共同完成。评估内容包括临终患者病情（生存期）、疼痛、临终患者及家属的心理与社会需求、社会支持评估等。通过视、听、嗅、味、触等感觉观察，与临终患者及家属交谈，运用望、触、叩、听、嗅等检查手段进行身体评估，查阅患者的病历、既往评估记录，运用功能状态评估、临终患者病情评估等量表进行评估。

1. 机构安宁

入住安宁疗护床位的患者，需在办理入住病房 24 小时内完成入院评估、身体评估，制订诊疗计划。治疗过程中做好动态评估。动态评估包括入院 1 周、半个月、1 个月、2 个月的生存期、心理需求和社会需求，每天开展疼痛及需求的动态评估等。对患者预生存期的评估，并非单纯预测患者的确切死亡日期，而是有利于多学科团队与患者和家庭成员一起，共同制订出有效关怀患者躯体、心理、社会和心灵需求的舒适与尊严计划，并为家庭成员提供必要的支持与关怀，尽可能满足患者在疾病或衰老的终末期获得舒适和尊严性医疗服务及人文关怀的需求，直至患者舒适、安详、有尊严地离世。

2. 居家安宁

开展居家安宁疗护的患者，各相关医疗机构原则上应在患者申请预约后的 2 个工作日内完成上门评估并制订诊疗计划。医疗机构一般每周上门服务 1 次；病情稳定、治疗方法在一段时间内不变的患者，医疗机构可两周上门服务 1 次；当患者病情需要或出现病情变化时，医疗机构可增加上门服务次数。以家庭病床服务形式实施的治疗，在治疗过程中同样需要做好动态评估。动态评估包括居家 2 周、1 个月、2 个月的生存期、心理需求和社会需求，以及在每次上门服务时开展疼痛及需求的动态评估。

（五）照护

执业医师、执业护士应制订诊疗、护理计划。居家安宁疗护服务，应结合家庭病床服务，制订出诊计划。

（六）转介

根据病情进展、患者及家属需求，经与患者及家属进行沟通告知后，相关医疗机构可提供机构内或机构间的转介服务。KPS 不大于 50 分，且 PPS 评估预期生存期不大于 3 个月的临终患者，可由居家安宁疗护转为住院安宁疗护，也可转介至区安宁疗护中心或相关医疗机构。住院安宁疗护患者急性症状得到控制，经患者及家属同意，可再次转为居家安宁疗护。

安宁寄语

我们在安宁病房里什么都做过：洗头、理发、泡脚、主持婚礼……安宁疗护用一句话总结就是，以患者所期待的方式提供持续的全方位的照护。

——北京海淀医院安宁疗护病房主任　秦苑

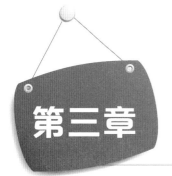

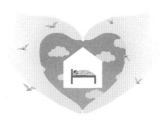

第三章

生命的摆渡——安宁疗护服务

安宁疗护，一个属于人民的普惠制、基本性的制度，从外在形态到服务内涵都属于人民，服务人民。

——施永兴

　　每分每秒，都有生命在逝去。或许很多人不知道，无论重病患者还是老年人在人生的最后一段旅程上，都会面对死亡的恐惧以及对生命尊严的挑战。谈起临终，我们脑海里会浮现出浑身插满各种"管子"的画面，也会浮现出恐惧和绝望的面庞，当然也会有安详和面带微笑的面容。如果死亡近在眼前，我们该如何面对？是不遗余力地抢救，靠着呼吸机等设备维系生命，毫无生活质量地活着，还是选择"放弃"治疗，减轻痛苦，舒适、安详、体面地和这个世界告别？相信更多的人会选择后者。于是，安宁疗护走进了人们的视野。

第一节　谁来提供安宁疗护服务

一、多学科协作的安宁疗护团队

开展安宁疗护服务，需要专业的安宁疗护服务团队。国家卫生主管部门主导开展了三个批次的全国安宁疗护试点，安宁疗护已成为国家健康服务体系中的重要环节，作为安宁疗护主要服务提供者，目前国内尚未注册临终关怀专科医师，但在整体照护概念的基础上，衍生出了由医生、护士、心理咨询师、营养师、理疗师、药剂师、社会工作者、志愿者和宗教人士等组成的多学科协作团队（MDT）。多学科安宁疗护团队以临终患者为中心，给予患者身、心、社、灵全方位的干预和照顾，陪伴患者有尊严地走完生命的最后一程。

在安宁疗护服务团队中，医生、护士是主体，社会工作者为纽带，临床辅助人员（临床药师、康复师、营养师）、心理治疗（咨询）师、护工及志愿者为协作者。

二、团队人员职责

团队工作模式自 2012 年进行探索，最初是全科医护 + 专科医护联合查房的模式，在此基础上逐渐引入心理学家提供心理评估及心理治疗、社会学专职社工提供社会治疗、医学伦理学家提供人文关怀等多专业团队服务模式。医生负责患者各项身体检查，症状评估及控制，减轻患者痛苦，包括执业药师、康复师和营养师的辅助；护士随时对患者进行身、心、社、灵全方位的评估，与医生讨论患者症状的处理，执行舒适照护，如为患者洗头、洗澡、按摩、翻身及医学专业护理，指导家属如何照顾患者，为患者及家属提供多方面的照护。医务社会工作者作为患者 / 家属、医院及社会资源三者之间的桥梁，协助患者完成心愿并提供相关社会资源。心理咨询师可为患者及家属提供心理咨询和心理治疗，舒缓其不良情绪，提供心理和精神、灵性层面的照护。总之，通过安宁疗护多学科服务团队，能够提升安宁疗护的人文关怀质量，促进团队专业人员之间及医患之间的沟通协调，促进医患关系和谐，提升安宁疗护整体服务质量。更重要的是，跨学科多专业的团队协作可以全面和尽早发现问题并进行干预，以切合患者与家属的实际需求，提高患者临终生存质量，让其舒适、有尊严地走完生命的最后一程。

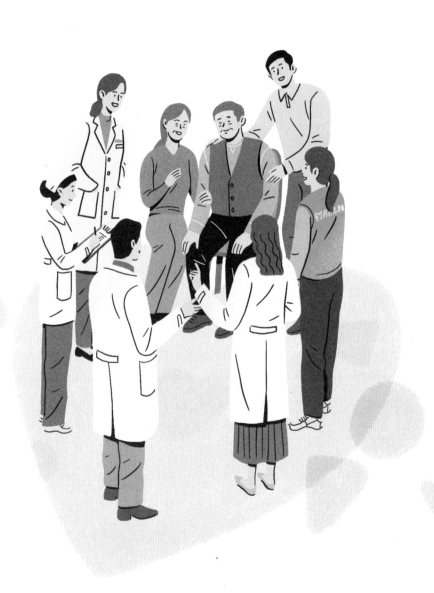

1. 专业医生

安宁疗护中心配备有副主任医师以上专业技术职务任职资格的医师。根据患者的疾病情况,可以聘请相关专科的兼职医师进行定期巡诊,处理各专科医疗问题,如肿瘤晚期、多器官衰竭、血液病、尿毒症透析等。工作的重点是评估患者身体状况、缓解患者的疼痛和控制各种痛苦症状,例如恶心、呕吐、呼吸困难、食欲减退、便秘等;对生命末期患者濒死状态的处理,维持患者的尊严与舒适,确保患者无痛苦。

2. 护士

护士就像医师的眼睛与耳朵,负责提供患者所需的医疗服务。针对病症给予有效疗护,并且在患者走向生命终点的时候,能够预判并应对任何可能的状况。其中一项重要任务就是教导无照顾经验且有抗拒心态的家属如何担任照顾者,以确保患者能安全用药,并获得妥善的看护。经过严格培训的专业护士除了与医生的密切配合,执行各项医嘱,更重要的是要为患者提供各项基础护理;从事安宁疗护服务的护士必须积极地参与出诊;对患者和家属的整体关怀照护提供支持和指导,定期深入家庭复诊探视患者或电话随访;具备专业化的技能,能处理患者的痛苦状况如疼痛、呼吸困难、恶心、呕吐、压疮、便秘等;对家属提供护理指导及对哀伤关怀提供支持和咨询。

3. 心理治疗师 / 精神病学专家

这是安宁疗护团队的重要成员。患者濒临死亡时,面对财富和地位的失去、亲人的不舍会出现许多精神心理问题,甚至精神病状态,如焦虑、抑郁、谵妄、幻觉等,心理治疗师 / 精神病学专家需要对患者的精神心理进行评估,对精神病性症状使用药物进行治疗干预。

4. 营养师

根据患者的身体状况和疾病情况,合理安排患者的膳食,使之既营养丰富又便于吸收,从而提高患者的抵抗力,改善生存质量。

5. 药剂师

对医生的用药按法规进行监督,对不合理用药提出建议;同时,对药物的不良反应及时收集反馈意见并进行处理;协调临床的需要与药房工作

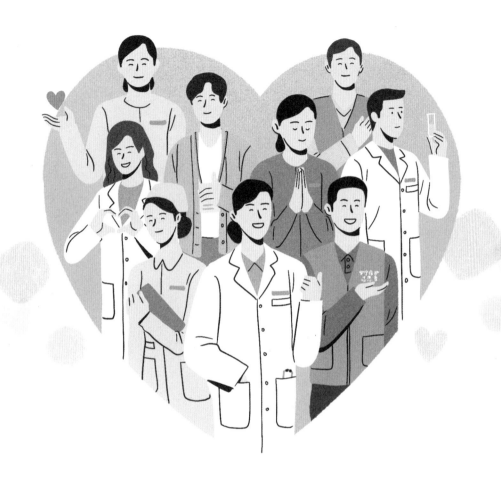

的供求关系。

6. 志愿者

志愿者是安宁疗护团队的一个重要角色，是一股不可或缺的力量。志愿者来自社会各个领域，背景多元。他们有律师、学生、在职的医师，也有音乐家，在安宁疗护工作方面起着重要作用。志愿者主要是陪伴和心理疏导，给予患者更多心灵的关爱和温暖，分担临终者的痛苦和恐惧，尽量帮助他们完成未了的心愿，是在播撒爱的种子；同时宽慰家属，减轻他们精神上的伤害。志愿者团队还念书给患者听，帮无法出门的患者剪头发，家属分身乏术时也帮忙买菜，或是每周跑图书馆帮忙借书。事情不分大小，只要患者或家属需要就提供服务。

7. 社工

侧重于资源的寻找与链接。社工可以是社会政策的推介者、院内资源的协调者、院外资源的链接者及新资源的开发者。在一些团队，社工也可以是安宁疗护团队的主导，善于温柔聆听，能提供专业咨询，并协调社区服务，提供经济链接，以支援家属的需求。

8. 护理员

以温柔的双手为患者洗澡、更衣、修容，让患者感到舒适。

安宁寄语

社工就像个档案管理员，能把临床上针对患者的所有信息进行汇总。所以如果非要让基层安宁疗护有一个主导者，这个人最有可能是"社工"。因为医生的精力有限，护士的工作较为繁重，只有社工能够将患者的"身心"很好地结合，然后针对患者的实际情况采取应对策略。

——上海大学社会学院副教授、中国生命关怀协会安宁疗护
社会工作专委会副主任兼秘书长　程明明

第二节　哪些人需要接受安宁疗护服务

法国人文主义作家蒙田说："死亡是人类最为关注的事情之一。"作为命定的结局，死亡或许算不上悲剧，但被死亡剥夺了人的尊严，郁郁寡欢甚至选择提前结束生命，这便是一种沉痛的悲剧。生命是一趟有限的旅行，死亡终将来临，在和生命的旅程告别之际，我们也可以选择想要的风景。

哪些人需要接受安宁疗护服务呢？早前，恶性肿瘤晚期患者是安宁疗护的主要服务对象。随着学科发展，需要安宁疗护服务的病种和人群越来越多，罹患非恶性的、不可治愈的疾病如心肺疾病、肾病末期、老年痴呆

等慢性进展性疾病的患者对安宁疗护的需求已远远超越肿瘤患者。需要进行安宁疗护的常见疾病包括晚期恶性肿瘤、心力衰竭、帕金森病、精神疾病、多器官功能衰竭等。上述患者病情持续进展至临终阶段，则需接受安宁疗护服务。其中，约69%的人群为老年患者、约6%为儿童患者。

2017年，国家卫生计生委办公厅颁布的《安宁疗护实践指南（试行）》明确指出，安宁疗护以临终患者和家属为中心。符合以下条件者可获得安宁疗护服务：①疾病终末期，出现症状；②拒绝原发疾病的检查、诊断和治疗；③接受安宁疗护的理念，具有安宁疗护的需求和意愿。

目前，关于生命末期的界定没有统一标准，世界各国或地区对接受安宁疗护服务人群的预生存期有所不同，现有的医学手段无法准确预测生存期，只要患者有需求和意愿，都可以获得安宁疗护服务。因此，一般认为预生存期不超过6个月或1年的患者适合接受安宁疗护服务；预生存期超过1年的患者较适合接受姑息治疗，在改善临床症状的基础上，还可适当延长生存时间。

一、晚期恶性肿瘤患者

恶性肿瘤的发病率逐年升高，大多数临终阶段肿瘤患者常伴有疼痛、消瘦和焦虑等症状，50%以上的患者对癌痛的控制不够理想。中晚期癌症患者常需忍受疼痛带来的巨大折磨，导致其生理和心理出现异常，严重影响了患者的生存质量和生存时间。使用止痛药为控制癌痛的必要手段，但受各种因素影响，造成患者治疗依从性低，存在成瘾性和耐药性等，影响了最终的治疗效果，且癌症患者对其家庭的影响巨大。所以，恶性肿瘤终末期患者是安宁疗护的主要关注对象，并以患者和家庭为基本单位，减轻患者身体和心理的痛苦，为其创造较为舒适的生活。周玲君对癌症患者安宁疗护准入进行了初步探索，开发了评估晚期癌症患者预后量表，预测生存期为3个月可作为肿瘤患者安宁疗护准入的评估标准，也有学者探索了包括生存期、症状控制、疾病诊断、抗肿瘤治疗、社会支持5个一级指标的晚期肿瘤患者安宁疗护准入评估。

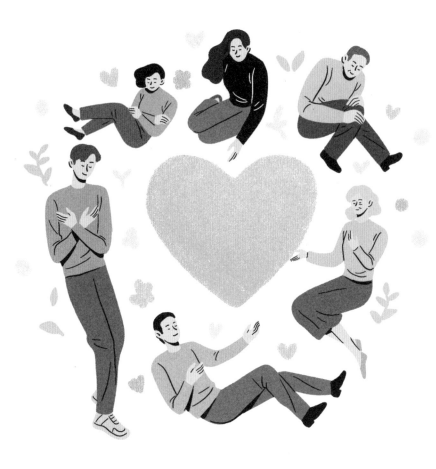

二、慢性非传染性疾病终末期患者

慢性非传染性疾病病程长，不能自愈，以发病率高、致残率高、病死率高和医疗费昂贵为特点，且有明确预防措施，例如心血管疾病、慢性阻塞性肺疾病、艾滋病或艾滋病病毒携带者、糖尿病、肾脏疾病、肝硬化、阿尔茨海默病和其他类型的痴呆、多重耐药性肺结核、帕金森病、类风湿关节炎、多发性硬化等。这些疾病进入终末期后，患者身体功能及生存质量明显降低，生存时间有限，心理负担较重。这些人群不但忍受着身体疾病的痛苦，常常面临医疗费用昂贵的问题，还存在焦虑、抑郁、恐惧等心理问题，将安宁疗护应用于慢性非传染性疾病终末期患者中，通过生理护理、心理支持、耐心倾听、健康教育，改善患者生理状态，满足患者情感需求，使患者获得归属感及精神寄托，以乐观心态正确面对生死，坦然地接受死亡，改善患者机体疼痛感，促使其抑郁及焦虑情绪有效改善。

三、其他患者

1. 老年人

我国是世界上老年人口规模最大的国家，也是世界上老龄化速度最快的国家之一，人口老龄化是我国今后相当长一个时期的基本国情。根据国家统计局公布的统计数据显示，截至 2021 年底，60 周岁及以上人口为 2.67 亿，占总人口的比重为 18.9%，其中 65 周岁及以上人口为 2 亿以上，占总人口的比重为 14.2%。预计"十四五"时期，我国人口老龄化程度将进一步加深，60 岁及以上人口占总人口比例将超过 20%，进入中度老龄化社会。然而，老年人群整体健康水平不容乐观，健康老龄化是我国在应对人口老龄化问题时提出的新概念，"健康中国"战略则为健康老龄化的实现明确了具体的实施方案。习近平总书记在全国卫生与健康大会上提出"大健康、大卫生"理念，强调为老年人提供连续的健康管理服务和医疗服务，健全老年健康服务体系是实现健康老龄化的必由之路。老年健康服务包括老年人群健康教育、预防保健、疾病诊治、康复护理、长期照护、安宁疗护等一系列综合连续性服务。国家将安宁疗护列入老年健康服务体系，突出全生命周期的健康老龄化内涵。尤其是高龄老人、丧偶老人、空巢老人等，只要患者有需求和意愿均可接受安宁疗护服务。

2. 儿童

儿童是特殊群体，是容易被安宁疗护忽视的人群。儿童患危重疾病临床表现较成人复杂，且临床经验不足，导致疾病诊断困难，预后难以预测。2019 年，全国肿瘤登记中心数据显示，中国每年新增 3 万～4 万名儿童肿瘤患者，对于骨肉瘤、神经母细胞瘤这样易全身转移的肿瘤患儿，疼痛与癌症如影随形，孩子除了大哭不止，还会将自己的脑袋死死地顶住床头，身体扭成各种痛苦的姿势。很多患儿在痛苦中离世，患儿离世也会使整个家庭陷入悲痛中。部分患儿在身患绝症面临死亡时，无处可去，常常辗转各家医院的安宁疗护病房，这是他们能够寻求帮助的重要场所。

2010年，在长沙市第一社会福利院，由该院和英国慈善基金会共同建立的国内首个儿童安宁疗护中心——"蝴蝶之家"诞生。"蝴蝶之家"的每张儿童床都有一个美好的名字，喜悦、勇气、慈爱、忠诚、善良、希望等。这些名字都来自世界各地人们对"蝴蝶之家"的祝福，"蝴蝶之家"一直秉持的理念是"每个生命都值得被尊重"。无论儿童床上的孩子身处何种境遇，生命周期有多长，都能在"蝴蝶之家"被尊重、被舒适地照顾着。

2013年，北京儿童医院儿童血液肿瘤中心医生周翾在医院组建儿童舒缓治疗团队。2017年10月，北京儿童医院和北京松堂关怀医院合作，建成了第一家家庭式的儿童临终关怀病房——"雏菊之家"。周翾介绍，自成立以来，这个小小的病区共照护服务了150名患儿，年龄从3天到16岁。

在为患儿进行治疗和提供安宁疗护服务时，除了医护团队，家长既是重要的参与者也是被服务的对象。除了帮家长走出悲伤，团队成员在不同时期也充当不同角色。对家长的哀伤辅导并不是简单的心理辅导，需要团队提供全程照护，甚至帮助家长应对丧葬方式选择等具体问题，既帮助丧子家庭建立持续联结，也帮助他们有效缓解哀伤。长期从事儿童安宁疗护的周翾主任介绍："我们既是患儿及家长的'家人'，也是老师、心理服务者，有时也是为他们提供决策和指引的智者。"

据2015年世界卫生组织统计，中国儿童对安宁疗护的需求量在450万左右。目前现有儿童安宁疗护的床位、人力、药物、资质等资源，显得杯水车薪。人们常说"儿童不是缩小版的成人"，我国儿童安宁疗护服务资源匮乏，急需提供儿童安宁疗护服务，补齐这个短板。

安宁寄语

儿童安宁疗护中，更重要的是患儿背后的家庭。父母即将失去自己的孩子，面对丧子带来的巨大冲击，如何给他们最好的支持和照顾也是我们重要的工作内容。

——北京儿童医院血液肿瘤中心主任　周翾

第三节　安宁疗护服务模式

一、安宁疗护服务场所

目前，安宁疗护服务场所主要包括医疗机构安宁疗护、居家照护和日间照护。医疗机构安宁疗护服务有安宁疗护中心、安宁疗护病房和安宁疗护小组三种方式。由安宁疗护服务团队分别在医疗机构门诊、病房和居家为临终患者及其家属提供服务。患者及家属可依据自身情况选择适合的安宁疗护机构和安宁疗护服务模式。

（一）住院服务模式

1. 独立安宁疗护中心服务模式

独立的安宁疗护中心硬件设施不像医院那么严肃，而是像家庭般温馨，病房如同家中卧室，会客室如家中客厅，还有安静的灵修室及美容院等。庭院设计可以让患者徜徉于大自然中享受生活的品质。独立安宁疗护中心的优点是所有的硬件设施、每日医疗服务内容、工作人员的训练，都是针对临终患者的特殊需要，使患者身处家中一般，甚至比在家更美好的环境中度过余生。

2. 医院安宁疗护病房服务模式

在综合性医院中划出一个病房单元，作为安宁疗护病房。其优点是容易设立，可利用现成的病房设备、对现有专业人员加以安宁疗护方面的培训即可。缺点是受限于原有的硬件设施，不一定能满足临终患者的特殊需要，工作人员受限于整个医院的体制，有时也难以达到安宁疗护应有的要求。

3. 医院安宁疗护小组服务模式

即在综合性医院中设立安宁疗护小组，以协助其他专业人员照顾住在医院各病房的临终患者，包括安宁疗护专业人员的会诊、咨询、暂时集中疗护等，以满足临终患者的医护特殊需求。安宁疗护小组只有在病房的医护人员主动咨询时才提供协助，否则患者因缺少信息来源，不一定能得到安宁疗护，可及性较差。

（二）外展延伸服务模式

1. 居家疗护

对能回家且有家庭的患者而言，在急性症状得到有效控制并稳定之后，宜转为居家疗护，亦可延伸至护理院等，不仅可大幅降低住院成本，且更贴近患者的需求。居家疗护需要家中至少有一人能陪伴患者身旁，专业人员定期随访，使患者能够安心住在家中，在最熟悉的环境中度过人生的最后时光。

2. 日间疗护

有些患者家属需要白天上班，无暇顾及病患，患者无人陪伴，可在日间照顾中心接受安宁疗护。

3. 门诊疗护

门诊疗护适合临时需要就医的患者，患者除可接受专业团队咨询和安宁疗护服务外，亦能享受舒适的居家环境。

4. 社区疗护

临终患者若无条件限制，多数期待回到原来居住的社区或家中过世，因为大多数患者希望在最熟悉的家中和有家人的陪伴下离世。所以更需要政府政策的引导，大力推行社区安宁疗护服务模式。

安宁寄语

安宁疗护不是教人到生命尽头时如何死，而是教会人在生命尽头时如何处理好身边的事；也不是教人不怕死，而是教人如何理性地处理好当下的事。让自己不留遗憾，亲人不留遗憾，生死两相安。

——清华大学附属第一医院清华长庚医院疼痛科主任　路桂军

二、安宁疗护服务实践

1. 北京市安宁疗护服务实践

从 2009 年起，北京市西城区德胜社区卫生服务中心开始探索社区居家安宁疗护服务模式。该中心是国家临终关怀示范基地、缓和医疗培训基地，为临终者提供人性化的服务。服务内容包括姑息治疗、止痛指导、心理疏导等。

北京协和医院在宁晓红组长的带领下组建了安宁缓和医疗小组，形成了门诊、院内会诊、病房治疗的安宁疗护"协和模式"。2022 年 10 月 8 日，北京协和医院缓和医学中心成立，旨在持续推进临床实操、专业人员能力建设、上下医疗机构联动、社会普及性教育及学科建设，进一步促进北京乃至全国安宁疗护的发展。

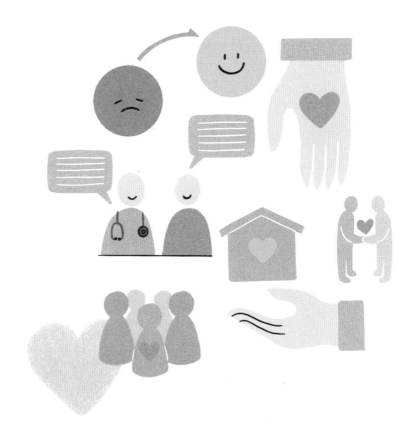

北京大学首钢医院 2017 年开设了国内首家三级医院安宁疗护病房，被评为北京市癌痛规范化治疗示范病房。2020 年被评为"安宁疗护专科护士培训基地"，2021 年被授予"北京市首批安宁疗护示范基地"。创立了三级医院—社区—居家分层一体化的管理模式，惠及更多患者。

2017 年 3 月 6 日，北京海淀医院正式成立安宁疗护病房，秉持全人、全家、全程、全队的"四全"照护理念，目前是"北京市首批安宁疗护示范基地"，并牵头成立"海淀区安宁疗护联盟"。2022 年 7 月 28 日，海淀医院安宁综合门诊开诊。团队始终践行着"尊重生命，专业温暖"的科训，为患者及家属提供涵盖身体、心理、社会及精神的整体、连续的专业照护，提升患者及家属的生活质量。

为落实 2020 年关于《北京市建立完善老年健康服务体系的实施方案》，不断增加安宁疗护服务供给，适应老年人多样化、差异化的安宁疗护服务需求，2022 年北京市政府将安宁疗护列入 36 项便民工程工作计划中的第二位。

2022 年 2 月，北京市卫生健康委员会、市发展改革委、市中医管理局等 7 部门联合印发《北京市加快推进安宁疗护服务发展实施方案》（简称《方案》）。《方案》明确了坚持政府主导、社会参与，资源整合、多方共赢，以人为本、科学发展的基本原则。提出优化安宁疗护服务资源布局、增加安宁疗护服务供给、创新安宁疗护服务模式、加强人才队伍建设等八项工作任务。明确指出要发挥中医药在安宁疗护服务中的优势与作用，探索形成具有中医药特色的安宁疗护服务模式。逐渐形成医疗机构、社区和居家、医养结合、互联网＋安宁疗护等多种安宁疗护模式。根据《方案》确定的工作目标，到 2025 年，每区至少设立 1 所安宁疗护中心，床位不少于 50 张，为有住院治疗需求的临终患者提供安宁疗护服务；全市提供安宁疗护服务的床位不少于 1800 张；社区卫生服务机构能够普遍提供社区和居家安宁疗护服务。

2. 上海市安宁疗护服务实践

2012 年，上海市人民政府首次把"开展社区临终关怀服务"列入政府要完成的与人民生活密切相关的实事项目予以资助和全力推动，全市17个区县共有18家社区卫生服务中心开展临终关怀试点。2014年，安宁疗护再次确定为上海市政府实施项目，并荣获了"上海市社会建设十大创新项目"之首。确定61家基层卫生医疗机构为开展机构和居家安宁疗护服务单位，标志着上海市"社区型临终关怀服务体系"建设首次成为地方政府卫生政策与现代卫生保健体系性议题。2014年专项调查显示，上海市社区舒缓疗护（临终关怀）项目试点机构临终关怀服务现状和试点皆令人振奋，实现政府赢、医院机构赢、临终患者赢、家属赢和社会赢的"五赢"效果。2016年6月，举办全国临终关怀（安宁疗护）伦理实践培训班；2017年6月，召开中国首届本土化临终关怀研修班；2017年6月，举办上海市安宁疗护（临终关怀）岗位职业资格培训班，从此以后，每年定期举办培训，为开展安宁疗护储备人才。

2019年8月1日，上海市卫生健康委员会等6部门联合印发《上海市安宁疗护试点实施方案》，明确将从此前部分社区卫生服务中心试点，全面拓展到全市各级医疗机构、护理院、医养结合机构等。争取在1年内，将安宁疗护服务纳入上海社区健康服务清单基本项目，全市所有社区卫生服务中心均开展安宁疗护服务。2019年8月29日，上海市人民政府发文公布安宁疗护列入《关于推进健康上海行动的实施意见》，政府主导安宁疗护行动，在全市全面推进安宁疗护服务。

上海市在试点中充分发挥先行先试作用，找准在法律、政策方面的制约点，加大投入和科学研究。2020年8月5日，上海市卫生健康委员会印发了《上海市安宁疗护服务规范》，鼓励医疗机构将安宁疗护服务理念、内容、方法融入机构的各项服务。社区卫生服务中心依托医疗机构在区内建设至少1家安宁疗护中心，开展安宁疗护服务。2021年12月29日，上海市卫生健康委员会颁布了《关于印发上海市社区卫生服务中心安宁疗护（临终关怀）科设置标准的通知》，进一步规范社区卫生服务中心安宁疗护（临终关怀）科的设置，促进上海市安宁疗护服务的发展。

经过多年实践，安宁疗护服务已在上海市各级医疗机构普遍推广，截至2022年底，上海市是全国唯一整体开展安宁疗护试点的地区。服务体系从部分社区卫生服务中心为主，拓展到各类医疗机构、养老机构和居家提供多元化服务；安宁疗护服务内涵逐步得到拓展，服务对象从以晚期癌症患者为主拓展到疾病终末期患者及家属；服务场所由单一的病房拓展到居家与病房服务相结合。其主要的经验就是政府主导，卫生搭台，公立社区卫生服务中心为基础，综合医院为支持，社会机构为补充的上海市特色安宁疗护体系和服务模式。"上海模式"的特征鲜明，其中政府的引领和政策支持是成功的关键，体现了社会文明进步让更多的老百姓获得了尊严和幸福。

3. 长春市安宁疗护服务实践

长春模式是中国地方政府在安宁疗护事业领域实施制度创新的重要典范。2015年5月起，长春市实施医疗照护保险，成为继养老、医疗、失业、工伤、生育保险之后的社会保险的一个新险种，也是国内开展长期护理保险和安宁疗护服务的第三个城市。长春模式基本特征是通过养老护理、疾病治疗、安宁疗护"三位一体"整合性社会保险模式，实现对失能人员生活照料护理与疾病治疗的无缝对接。目前，长春市已有1000余名失能人员享受照护保险待遇，照护保险统筹基金已支付687万元，综合报销比例达到88.55%。

4. 青岛市安宁疗护服务实践

2015年，青岛市政府办公厅下发《关于大力发展临终关怀事业的意见》（简称《意见》），提出建立全市统一的临终关怀救助制度，对符合救助条件的临终患者，医疗保险范围之外的自付费用部分可按照医疗救助、大病救助、特殊救助标准进行救助；将失能老人安宁疗护纳入长期医疗护理保险保障体系，满足失能老人临终医疗护理需求。《意见》为社会力量投资举办的医养结合型安宁疗护机构，为社会资本投入提供便捷服务。符合养老扶持政策规定的，可参照同等类型养老机构享受税费减免和相关政策。对家庭困难的老年安宁疗护对象，采取政府购买困难失能老人居家养老服务形式予以补助。

三、安宁疗护特色服务

（一）家庭会议

常言道：好的开始等于成功的一半。开始安宁疗护前，需要召开一次家庭会议。通过家庭会议能达成共识，齐心协力做好后续治疗。会议主要有两个议题。

第一，告知病情。让患者和家属都尽可能了解患者的病情，解答他们疑惑的问题，为患者和家属提供下一步治疗可选择的相关信息，并分析有何利弊。家庭会议是医务人员向患者和家属传递患者疾病信息，评估患者和家属需求，给予情感支持，讨论照护目标和照护策略，并达成共识的有效方法。家庭会议应以医务人员为主导，召开家庭会议是安宁疗护从业人员的必备技能之一。

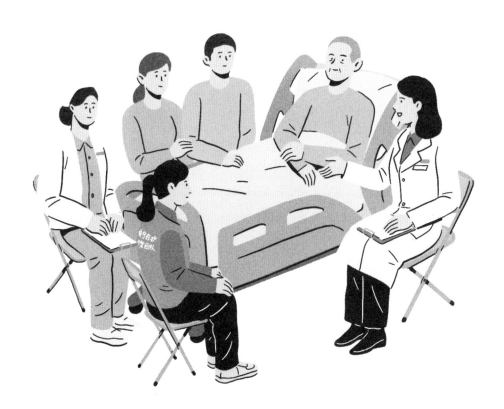

第二，共同决策，又称医患共同决策。团队会协助家庭成员进行沟通，带领家属聆听和了解患者的真实期待、渴望和顾虑。在了解患者真实期待的前提下，安宁疗护团队和患者、家属一起，整合一切资源去达成患者的期待。共同决策的过程，也是协助患者看到他一生价值和意义的过程。在患者生前最后的时间，要尽可能地指导和带领家属参与所有的照顾过程。当患者离去之后，家属才会因为自己已经为亲人做了所有能做的事情，从而使哀伤程度降到最低。

召开家庭会议，可以分享信息、减少冲突、预防误解，让家属参与到医疗决策的制定中，解决可能影响患者和家属生活质量的问题。根据安宁疗护服务经验，我国香港地区赛马会安宁疗护专家提出了家庭会议的九个程序和四个核心技巧，无论是医务人员还是家属都应当了解其基本内容。

1. 九个程序

家庭会议程序包括：会议前准备和安排；会议说明或议程；了解各家庭成员对疾病预后的理解；了解各家庭成员对照护目标的看法；了解各家庭成员在疾病症状管理和照护需要上最满意的事项；了解各家庭成员对未来的看法；了解各家庭成员的感受、情绪和现行的处理方法；寻找家庭资源；肯定各家庭成员的参与，总结会议，回顾制定的目标和计划。

2. 四个核心技巧

在家庭会议中，循环问题、策略问题、反思问题、总结讨论为核心技巧。对于疾病晚期的患者，医务人员提供的照护不应该只局限于患者本人，还应该关注家属，家属的需要、疑虑、焦虑和害怕不应该被忽视。与疾病晚期患者家属进行积极有效沟通同样至关重要。

（二）音乐疗法

古人云："乐者，音之所由生也，其本在于人心之感于物也。"音乐作为一门启发人心智、感化人心灵的艺术，其强大的心理愉悦功能一直受到人类的重视。正如"音乐治疗之父"格斯顿所说"艺术之所以能在人类历史上存续下去，正是因为它能带来心理健康的益处"。

音乐疗法是指以音乐活动为媒介，通过音乐对人体的作用，来达到恢复或增进个体身心健康的一种治疗方法。音乐疗法是安宁疗护中的特色服务之一，相当于在准备一桌大餐时用的调味品，虽然量不大，但作用不可或缺。音乐疗法可以缓解人们的压力和不良情绪，提升生命的生存质量。20世纪70年代，音乐治疗传入亚洲，在日本和中国台湾地区较大的医院都设有专门的音乐治疗师，用音乐来抚慰人心。

二维码3-1
音乐疗法的发展

1. 音乐疗法分类及作用

常用的音乐治疗方法有接受性音乐治疗、即兴式音乐治疗和创作式音乐治疗，具体包括音乐放松、音乐回忆、歌曲讨论、躯体聆听、即兴演奏、歌曲创作、音乐自传等方法。音乐治疗的作用非常神奇，是药物所无法比拟的。例如，具有镇静、催眠的乐曲《春江花月夜》《平湖秋月》《江南好》等，通过音乐治疗能够减轻焦虑和抑郁状态，缓解疼痛，增进身心的放松，诱发临终者对过去的回忆，从而产生生理心理效应，改善患者生命品质与生活质量；同时让家属感到慰藉，提高与医生或患者的沟通效果。我国杂交水稻之父袁隆平先生离世前，家属陪伴在他的身边，唱着他生前最喜欢的歌，当唱到《我的祖国》这首歌时，袁老血压和心跳一度回升，或许这就是音乐治疗的疗效所在。

2. 五音疗法

《黄帝内经·素问》中就有百病生于气止于音的说法。意思是，疾病是由脏腑之气和情绪之气导致的，可以通过音乐的方式进行调理，并提出了"五音疗疾"的理论。五音即宫、商、角、徵、羽（相当于音符1、2、3、5、6），又称"天五行"，分别对应五行——土、金、木、火、水，五行合五脏——脾、肺、肝、心、肾。中医认为，肾开窍于耳，心寄窍于耳。音乐通过耳进入人体，调节人体气血运行，再调以五行补阴阳之不及，继而通过心肾影响五脏。随着音乐旋律的阴阳升降，达到人体阴阳平衡、防治疾病的目的。

在五音疗法中，宫为土音，通于脾，调理脾胃疾病，主治疲惫、消化道疾病。商为金音，通于肺，梳理肺经与大肠经，主治呼吸道与肠道疾

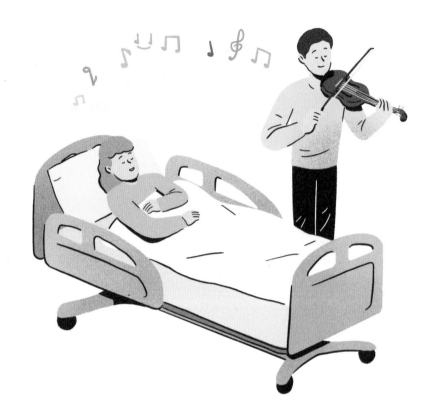

病。角为木音，通于肝，主理肝胆疾病，可治疗头痛、失眠、抑郁等症状。徵为火音，通于心，调理心脏与肠道疾病。羽为水音，通于肾，调理肾脏与膀胱疾病，主治肾病与泌尿生殖系统疾病。根据中医子午流注理论，不同时间配合不同曲调的音乐，刺激五脏。在聆听中曲调与脏腑之气产生共鸣，鼓动血脉，调畅情志，激发人体潜能。

3. 五音疗法应用

五音疗法作为中医学的重要分支，具有安全、绿色、患者易接受等优势。在安宁疗护中应用五音疗法一般遵循以下程序：结合安宁疗护的总体治疗方案、患者的阶段性需求，以及患者、家属、环境等进行综合评估；制订治疗方案，进行音乐治疗干预。

通常选用的曲调：宫音的代表曲目《春江花月夜》《十面埋伏》，可在进餐时聆听。商音的代表曲目《第三交响曲》《阳春白雪》，最佳聆听时间在 15:00 ～ 19:00。角音的代表曲目《春风得意》《江南好》《大胡筬》，最佳聆听时间在 19:00 ～ 23:00。徵音的代表曲目《步步高》《紫竹调》，最佳聆听时间在 21:00 ～ 23:00。羽音的代表曲目《月光奏鸣曲》《汉宫秋月》《梅花三弄》，最佳聆听时间在 7:00 ～ 11:00。例如，辰时和巳时（7:00 ～ 11:00），阳气升腾之际，太阳渐高，体内的肾气也蠢蠢欲动，此时《梅花三弄》一曲听罢，神清气爽，倍感轻松，实现五行相生，让能量如涓涓细流，源源不断输送肾中，促进人与宇宙自然的和谐共生。

安宁寄语

用技术进步提升生命温度，以人文关怀维护生命尊严。

——中国医科大学附属盛京医院宁养病房主任　王玉梅

第四节　安宁疗护质量评估

安宁疗护质量是一个多维度的概念，主要是指医务人员为患者提供照护服务的质量。安宁疗护质量目前尚无统一标准。有学者认为，安宁疗护质量主要是指安宁疗护团队为服务对象提供的安宁疗护整体性服务质量，是衡量服务有效性的主要标准。安宁疗护质量是死亡质量指数中一个重要的评价指标。

一、安宁疗护质量评估方法

1999 年，美国国家癌症政策委员会呼吁关注癌症照护质量并建立相应的质量监管体系之后，安宁疗护质量受到了广泛关注。目前，关于安宁疗护质量的内涵暂无统一的标准，为了提高全球安宁疗护质量，美国国家高质量安宁疗护共识项目（NCP）于 2004 年制定了高质量安宁疗护实践指南，明确指出高质量安宁疗护的内容及要求，认为高质量的安宁疗护需要从以下 8 个方面构建质量指标体系：照护的结构与过程、生理照护、精神心理照护、社会照护、灵性和宗教照护、文化照护、濒死患者的照护、照护的道德与伦理。安宁疗护质量不仅涉及医疗和护理质量，同时包括对社会工作者、灵性工作者工作质量的评定。

从评估形式而言，安宁疗护质量评估主要以质量评价指标和量表两种形式呈现，大部分学者通过定义指标内容及指标计算方法来综合反映安宁疗护质量，二者相互联系、相互补充，为多维度测量安宁疗护质量提供了客观基础。

（一）质量指标

质量指标是对某个现象或者结构的敏感、可度量的描述，是评估医疗卫生质量的常用方法。常用 Donabedian 的结构 - 过程 - 结果模型（Structure-Process-Outcome，SPO）的安宁疗护质量评价体系，成为了国外质量指标体系构建的主要理论模型。

1. 结构指标

结构指标主要包括卫生保健系统的资源特征，如人力、设备、制度和环境等。加拿大对安宁疗护质量做出了 13 条陈述，包括患者需求照护计划、预立医疗照护计划、照顾者、多学科团队转诊等方面，每条陈述下分别设有 2～3 个指标，总共包括 5 个结构指标，主要涉及安宁疗护可及性、照顾者可利用的资源、教育资源、评估工具的可及性等。

2. 过程指标

过程指标侧重于评价服务的过程，以及与服务相关的特定工作。根据安宁疗护服务内容及范围，安宁疗护质量的过程指标主要包括患者及家属的照料、医疗照护者的操作及道德伦理问题。加州大学旧金山分校医院医学部安宁疗护项目组从临床评估、症状筛查 / 干预和出院处置 3 个方面对安宁疗护过程的质量进行评估。不同地区对安宁疗护评价体系涉及的过程指标内涵不同，反映了各地区安宁疗护的要求侧重点有区别，但现有的指标对灵性方面的关注较少。

3. 结局指标

安宁疗护质量的结局指标主要表现为患者的生活质量、死亡质量及患者和家属的满意度。一般而言，通过临终患者死亡的地点，死亡前是否接受过 ICU 治疗或维持生命治疗来反映患者生命最后阶段的生活质量。

(二)质量评估量表

质量评估量表主要通过患者、家属和医疗照护者 3 个角度评价安宁疗护质量。这些量表分别从不同角度和维度反映安宁疗护的质量，内容主要包括结构与过程，但更多关注其照护结局，包括症状、生存质量、住院时间、接受姑息照护的总时间长度、死亡质量等，其中症状和生存质量是最为重要的 2 个指标。质量评估量表具有简单易懂、易于操作的优点，运用更加广泛。

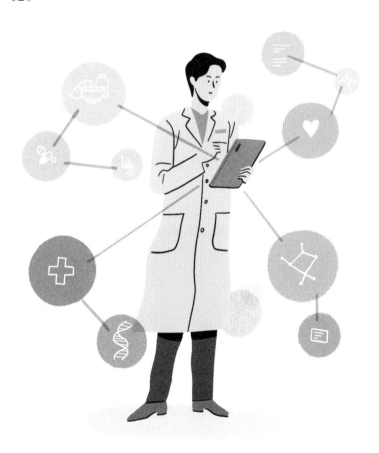

1. 家属评价安宁疗护质量的量表

家属评价安宁疗护质量的量表包括濒死照护评估（CODE）、非专业照护人员服务评价简化问卷（VOICES-SF）、安宁疗护调查工具（CAHPS）、优逝内容清单（GDI）、照护评估量表（CES）等。其中最常用的是非专业照护人员服务评价简化问卷，由家属在丧亲 6 ～ 12 个月后，通过完成邮寄问卷或者电子问卷的形式对患者终末期的安宁疗护质量进行评价。该问卷共 59 个条目，采用 Likert 4 级评分法。可以运用于安宁疗护的所有照护场所，在全球得到了广泛应用。

2. 安宁疗护工作人员评估

患者安宁疗护质量的量表主要包括姑息功能评价量表（PPS）、支持性团队评估量表（STAS）等。STAS 较常用，该表是 Higginson 等人于 1986 年研制的，1993 年得到验证，由安宁疗护团队工作人员对自身的工作进行自我评价，包括 40 个条目的扩展版本（E-STAS）及 12 个条目的简明版本（S-STAS），简明版本包括疼痛或症状控制、对疾病及死亡的看法、患者及其家属的心理、家庭需求、居家服务、对事物的计划、其他专业照护者的支持、沟通 8 个维度，采用 Likert 5 级评分法。

3. 患者进行安宁疗护质量评价

评价量表主要包括结局量表（POS）、姑息照护评估工具（PACA）、患者角度安宁疗护质量评估工具（QPP-PC）等。结局量表应用最广泛。结局量表是 Hearn 和 Higginson 在支持性团队评估量表和其他结局测量工具的基础上于 1999 年研制而成，由患者及专业照顾者对安宁疗护质量进行评估，包括用于专科安宁疗护和非专科安宁疗护的质量评价 2 个版本，主要用于评估患者症状控制、心理、信息支持等方面，共 12 个条目。

上述评估量表对于社会大众而言相对专业，只需了解即可。然而，对于安宁从业人员则是需要掌握的专业技能。

（三）基于美国国家高质量安宁疗护共识项目指南的质量评价指标

2010 年，美国颁布医疗法案，提倡建立安宁疗护质量报告项目（HQRP）

（图 3-1），这个安宁疗护质量报告项目是由美国联邦医疗保障中心（CMS）为了保障服务质量而制定的。涵盖了安宁疗护项目组（HIS）和服务受益者评价体系（CAHPS）两部分，分别从"服务过程"和"患者反馈"两方面综合考虑供方服务质量。这些指南和法案的出台使欧美国家的安宁疗护质量不断改善，是当今欧美国家安宁疗护质量评估的重要标准。

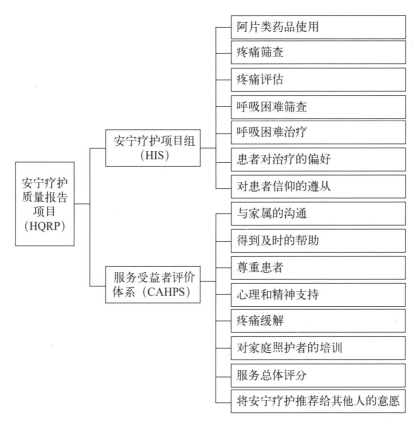

图3-1　美国安宁疗护质量评价指标体系框架

二、国内安宁疗护评估实践

目前国内缺乏规范统一的安宁疗护质量评价标准。虽然我国安宁疗护事业近年来得到飞速发展，但是照护质量仍有待于提高。安宁疗护质量受到患者个人因素、照护者因素和环境因素等综合影响，评估体系需要结合我国的实际情况，不能照搬国外经验。高质量的安宁疗护服务需要团队成员、地区间的相互协作和共同努力，建立适合我国国情的安宁疗护照护质量评估工具是提高安宁疗护照护质量的重要内容。

1. interRAI-PC 评估工具

清华大学附属北京清华长庚医院疼痛科路桂军主任带领的安宁疗护团队在实践中探索使用安宁疗护评估工具（interRAI-PC），从患者行为症状、生理功能、临床疾病、症状控制、心理情绪，到生活质量、社会支持、照护者压力等多维度进行结构化评估。2003 年颁布的 interRAI 是由清华大学在内的 33 个国家的研究人员共同开发的长期照护体系，是国际居民评估体系之一，该体系中的安宁疗护评估工具（interRAI-PC）则是一套适用于医院、养老院等机构的安宁疗护综合评估工具，囊括了被评估者的身、心、社、灵等全方位的评估内容。团队在服务患者的过程中总结了一套"三安、四评、五满意"的安宁疗护服务评价体系。三安即患者安详、家属安宁、环境安顺；四评即评殡、评葬、评哀伤、评成长；五满意即逝者生前是否满意、血亲家属是否满意、团队合作是否满意、政策互融是否满意、对自己的工作是否满意。

2. 安宁疗护服务规范

2020 年上海制定的《安宁疗护服务规范》中明确规定了由执业医师、注册护士和社会工作者共同完成评估，评估内容从患者预生存期、身体评估、疼痛、心理和社会需求、运动功能状态等方面实施，已作为安宁疗护试点地区的参照标准。

3. 试点单位评估标准

河北省安宁疗护试点单位根据省卫生健康委下发的《安宁疗护试点单位工作评估标准》，算好"三笔账"：算清安宁疗护以患者为中心，取得的患者和家属满意的账；算清医院长远发展的账；算清节约医保资金的账。用"让患者和家属满意，节约医疗费用，减轻家庭和医保负担，医院赢得美誉"评估安宁疗护成绩和效果。

尽管我国对安宁疗护的质量尚无系统的评估方法，但随着我国安宁疗护工作的全面开展，相信在不远的将来一定会与国际接轨，研发出符合我国国情的安宁疗护质量评价工具，在逐步提高安宁疗护质量的基础上，建立较为完善的质量评估体系，有助于准确评估并控制安宁疗护的质量。

安宁寄语

中国特色的安宁疗护模式要立足高点。所谓三分治七分护，要做到医者和患者并重、生者和逝者并重、疗效与舒适并重，也包括全科和专科的并重、中医和西医的并重。

——北京大学人文学院教授　王一方

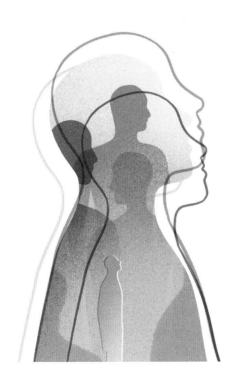

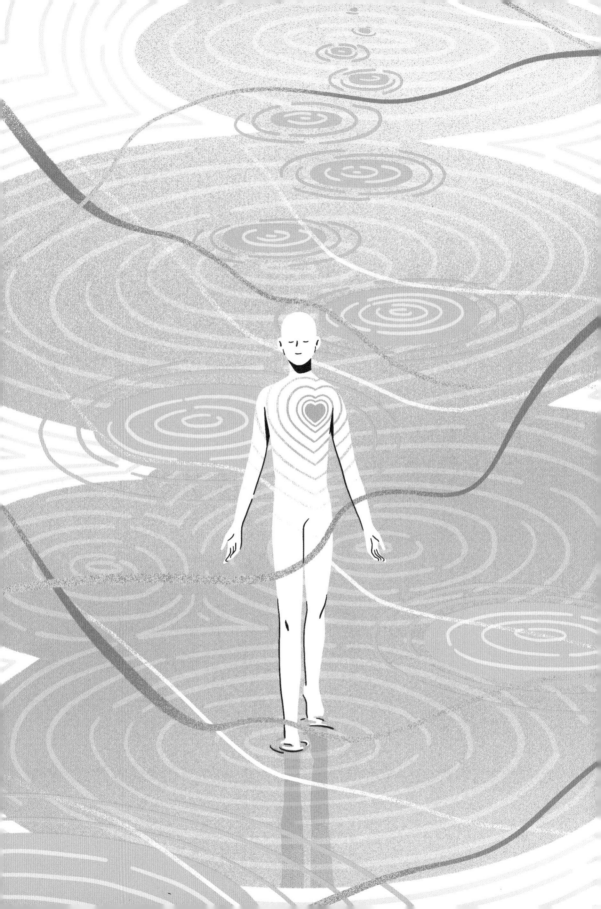

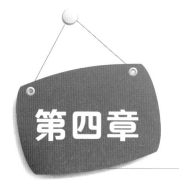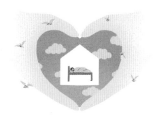

第四章

幽谷伴行——让生命泊于安宁

身、心、灵三平安，身体平安是先决条件，要把痛苦的症状减到最低。

——赵可式

诗人余光中的平静离世

台湾著名诗人余光中教授 2017 年 12 月 14 日因脑卒中并发呼吸循环衰竭在高雄医院逝世，享年 90 岁。

据媒体报道，余光中教授于 2017 年 11 月 27 日因嗜睡、说话不清楚被送到高雄医院急诊，诊断为脑卒中。住院期间，余教授病情恶化，陆续并发心衰及肺炎，后转入神经内科加护病房治疗。医疗团队与家属讨论治疗计划，家属考虑余教授年岁已大，签署放弃急救同意书，不插管治疗。且家人希望陪伴他最后一程，因此余教授在 12 月 13 日晚上由加护病房转到普通病房。14 日上午在未插管、未施行心肺复苏术、未急救的情况下，由家人陪伴在身旁，平静离世。

医院方面表示，余教授脑卒中入院后，一直呈昏睡状态，意识不清，无法说话，但家人始终陪伴在旁，直到他过世。院方说，安宁疗护就是最后不施行心肺复苏术等急救，现在越来越多的人做出这种选择，应该大力推广，很佩服余教授的家属做出最后不急救的决定，让余教授平静离世。

请思考：假如您和您的家人遇到余教授的情况时，您将如何抉择？

第一节　安宁疗护的核心内容

生命在最后阶段到底会处于什么样的状态呢？一般人在临终时，身体会有哪些变化？他们在想什么，会需要什么？我们该怎么做，才能给生命以舒适、宁静甚至美丽有尊严的终结呢？安宁疗护创始人桑德斯说："你是重要的，因为你是你！即使活到最后一刻，你仍然是那么重要！我们会尽一切努力，帮助你安然逝去；但也会尽一切努力，让你好好活到最后一刻！"安宁疗护的工作内容很多，其中就包括为患者及其家庭提供帮助，减少患者身体上的痛苦。临终患者常见症状的控制及护理是安宁疗护的核心内容。终末期患者的常见症状如下。

一、疼痛

1. 评估和观察

评估患者疼痛的部位、性质、程度、发生及持续的时间，疼痛的诱发因素、伴随症状、既往史及患者的心理反应；根据患者的认知能力和疼痛评估的目的，选择合适的疼痛评估工具，对患者进行动态的连续评估并记录疼痛控制情况。

2. 护理要点

根据疼痛的部位，协助患者采取舒适的体位；给患者提供安静、舒适的环境；遵医嘱给予止痛药，缓解疼痛症状时应当注意观察药物疗效和不良反应；有针对性地开展多种形式的疼痛教育，鼓励患者主动讲述疼痛，教会患者疼痛自评方法，告知患者及家属疼痛的原因或诱因及减轻和避免疼痛的其他方法，包括音乐疗法、注意力分散法、自我暗示法等放松技巧。

3. 注意事项

止痛治疗是安宁疗护的重要部分，患者应在医务人员指导下进行止痛治疗，规律用药，不宜自行调整剂量和方案。

二、呼吸困难

1. 评估和观察

评估患者的病史、发生时间、起病缓急、诱因、伴随症状、活动情况、心理反应和用药情况等；评估患者神志，面容与表情，口唇、指（趾）端颜色，呼吸的频率、节律、深浅度，体位，动脉血氧饱和度，血压，心率及心律等。

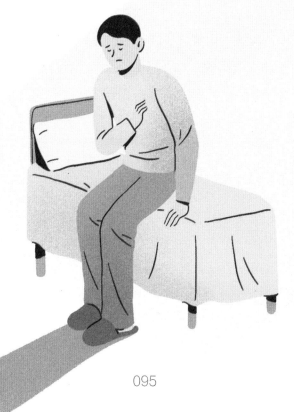

2. 护理要点

提供安静、舒适、洁净、温湿度适宜的环境；每日摄入适度的热量，根据营养支持方式做好口腔和穿刺部位的护理；保持呼吸道通畅，痰液不易咳出者采用辅助排痰法，协助患者有效排痰；根据病情取坐位或半卧位，改善通气，以患者自觉舒适为原则；根据病情的严重程度及患者实际情况选择合理的氧疗；指导患者进行正确、有效的呼吸肌功能训练；指导患者有计划地进行休息和活动。

3. 注意事项

呼吸困难通常会引发患者及照护者的烦躁、焦虑、紧张，要注意安抚和鼓励；呼吸困难时，口服给药方式可能会加重患者的症状或导致呛咳，可考虑其他途径给药，比如皮下注射、肌内注射、静脉注射、直肠灌注等。

三、咳嗽、咳痰

1. 评估和观察

评估咳嗽的发生时间、诱因、性质、节律、与体位的关系、伴随症状、睡眠等；评估咳痰的难易程度，观察痰液的颜色、性质、量、气味和有无肉眼可见的异常物质等；必要时评估生命体征、意识状态、心理状态等，评估有无发绀。

2. 护理要点

提供整洁、舒适、温湿度适宜的环境，减少不良刺激；保持舒适体位，避免诱因，注意保暖；对于慢性咳嗽者，给予高蛋白、高维生素、足够热量的饮食，多次少量饮水；促进有效排痰，包括深呼吸和有效咳嗽、湿化和雾化疗法，如无禁忌，可予以胸部叩击与胸壁震荡、体位引流及机械吸痰等；记录痰液的颜色、性质、量，正确留取痰标本并送检；指导患者掌握正确的咳嗽方法，正确配合雾化吸入。

3. 注意事项

根据具体情况决定祛痰还是适度镇咳，避免因为剧烈咳嗽引起体力过度消耗影响休息或导致气胸、咯血等并发症；教育患者及照护者呼吸运动训练、拍背及深咳。咯血、气胸、心脏病风险较高的患者应谨慎拍背、吸痰。

四、咯血

1. 评估和观察
评估患者咯血的颜色、性状及量，伴随症状，治疗情况，心理反应，既往史及个人史；评估患者生命体征、意识状态、面容与表情等；了解血常规、出凝血时间等检查结果。

2. 护理要点
大咯血患者绝对卧床，取患侧卧位，出血部位不明患者取平卧位，头偏向一侧；及时清理患者口、鼻腔血液，安慰患者；吸氧；观察、记录咯血量和性状；床旁备好吸引器等；保持排便通畅，避免用力。

3. 注意事项
避免用力拍背、频繁吸痰，注意言语及动作安抚，必要时使用镇静类药物；对有咯血风险的患者应加强预防性宣教及沟通，使其有一定的思想准备；咯血期间避免口服药物，可采取其他给药方式，比如皮下注射、肌内注射、静脉注射、直肠灌注等。

五、恶心、呕吐

1. 评估和观察
评估患者恶心与呕吐发生的时间、频率、原因或诱因，呕吐的特点及呕吐物的颜色、性质、量、气味，伴随症状等；评估患者生命体征、神志、营养状况，有无脱水表现，腹部体征；了解患者呕吐物或细菌培养等检查结果；注意有无水电解质紊乱、酸碱平衡失调。

2. 护理要点
出现前驱症状时协助患者取坐位或侧卧位，预防误吸、呕血；清理呕吐物，更换清洁床单；必要时监测生命体征；记录每日出入量、尿比重、体重及电解质平衡情况等；剧烈呕吐时暂禁饮食，遵医嘱补充水分和电解质。

3. 注意事项

适度地言语或非言语安抚，协助清理呕吐物及患者肢体活动，尽早纠正诱因及使用对症药物，预防误吸、消化道出血、心脏事件等。

六、呕血、便血

1. 评估和观察

评估患者呕血、便血的原因、诱因，出血的颜色、量、性状及伴随症状，治疗情况，心理反应，既往史及个人史；评估患者生命体征、精神和意识状态、周围循环状况、腹部体征等；了解患者血常规、凝血功能、大便隐血等检查结果。

2. 护理要点

患者卧床，床头抬高 10° ～ 15° 或头偏向一侧；及时清理呕吐物，做好口腔护理；监测患者神志及生命体征变化，记录出入量；判断有无再次出血的症状与体征，注意安抚患者情绪。

3. 注意事项

呕血、便血期间绝对禁止饮食，注意向患者及家属解释、安抚，使其有一定的思想准备和心理预期；避免胃镜、血管造影等有创性检查。

七、腹胀

1. 评估和观察

评估患者腹胀的程度、持续时间、原因，排便、排气情况，伴随症状，治疗情况，心理反应，既往史及个人史；了解患者相关检查结果。

2. 护理要点

根据病情协助患者采取舒适体位，或通过腹部按摩、肛管排气、补充电解质等方法减轻腹胀；遵医嘱给予相应治疗措施，观察疗效和不良反应；合理饮食，适当活动；做好相关检查的准备工作。

3. 注意事项

非药物治疗如热敷、针灸、适度按摩，指导患者、家属及照护者观察反馈。

八、水肿

1. 评估和观察

评估水肿的部位、时间、范围、程度、发展速度，与饮食、体位及活动的关系，患者的心理状态，伴随症状，治疗情况，既往史及个人史；观察生命体征、颈静脉充盈程度，有无胸腹腔积液征，患者的营养状况，皮肤血供、张力变化等；了解体重变化及相关检查结果。

2. 护理要点

轻度水肿患者限制活动，严重水肿患者取适宜体位卧床休息；监测体重和病情变化，必要时记录每日液体出入量；限制钠盐和水分的摄入，根据病情摄入适当蛋白质；遵医嘱使用利尿药或其他药物，观察药物疗效及不良反应；预防水肿部位出现压力性损伤，保持皮肤完整性。

3. 注意事项

对患者、照护者进行饮食、活动指导；准确记录出入量；注意皮肤护理。

九、发热

1. 评估和观察

评估患者发热的时间、程度及诱因、伴随症状等；评估患者意识状态、生命体征的变化；了解相关检查结果。

2. 护理要点

监测体温变化，观察热型；卧床休息；高热患者给予物理降温或遵医嘱药物降温；降温过程中出汗时应及时擦干皮肤，随时更换衣物，保持皮肤和床单清洁、干燥；注意降温后的反应，避免虚脱；降温处理30分钟后复测体温；做好口腔、皮肤护理。

3. 注意事项

低热患者以擦浴等物理降温方式为主，中高热患者可适度使用退热药物，注意水及电解质紊乱的纠正；高热或超高热患者可考虑冰帽、冰毯和（或）冬眠疗法。

十、厌食/恶病质

1. 评估和观察

评估患者进食、牙齿、口腔黏膜情况；评估患者有无贫血、低蛋白血症、消化系统、内分泌系统等疾病表现；评估患者皮肤完整性；评估有无影响患者进食的药物及环境因素。

2. 护理要点

每天或每餐提供不同的食物，增加食欲，在进餐时减少任何可能导致情绪紧张的因素；少量多餐，在患者需要时提供食物，将食物放在患者易拿到的位置；提供患者喜爱的易咀嚼的食物；遵医嘱予以营养支持。

3. 注意事项

注意照顾患者的情绪，循序渐进；充分与照护者及家属沟通，取得信任和配合；必要时考虑肠外营养；注意食物的搭配与口感。

十一、口干

1. 评估和观察

评估患者口腔黏膜完整性及润滑情况，有无口腔烧灼感；评估患者有无咀嚼、吞咽困难或吞咽时疼痛，以及有无味觉改变；评估有无引起患者口干的药物及治疗因素。

2. 护理要点

饮食方面鼓励患者少量多次饮水；增加病房中空气的湿度；口腔护理；必要时常规使用漱口剂。

3. 注意事项

避免粗暴的口腔护理操作，如强行剥脱血痂、表面覆膜等，警惕润滑液误吸等情况。

十二、睡眠/觉醒障碍（失眠）

1.评估和观察

评估患者性别、年龄、既往失眠史；评估有无诱发失眠的药物及环境因素；评估患者有无不良的睡眠卫生习惯及生活方式；有无谵妄、抑郁或焦虑等精神障碍。

2.护理要点

改善睡眠环境，减少夜间强光及噪声刺激；对于躯体症状如疼痛、呼吸困难等引发的失眠应积极控制症状；采取促进患者睡眠的措施，如增加日间活动、听音乐、按摩双手或足部；定期进行失眠症防治的健康教育。

3.注意事项

注意观察、评估和沟通环节，贯穿整个治疗过程，如睡眠质量、睡眠时间改善，不必强行纠正已有的睡眠规律；警惕意识障碍的发生，及早发现；在使用处方类镇静催眠药物时应告知患者及家属，并注意预防跌倒、低血压等不良反应。

十三、谵妄

1.评估和观察

评估患者意识水平、注意力、思维、认知、记忆、精神行为、情感和觉醒规律的改变；评估是否使用诱发谵妄的药物及环境因素。

2.护理要点

保持环境安静，避免刺激。尽可能提供单独的房间，降低说话的声音，降低照明强度，应用夜视灯，使用日历和熟悉的物品，尽量少改变房间摆设，以免引起不必要的注意力转移；安抚患者，对患者的诉说做出反应，帮助患者适应环境，减少恐惧。

3.注意事项

在病因无法去除的情况下，应与家属及照护者沟通谵妄发作的反复性和持续性，争取理解、配合，保护患者避免外伤；在约束保护的基础上可予以药物干预。

安宁寄语

安宁缓和医疗的发展要从教育入手，安宁缓和医疗团队一定要由医生牵头。此外，除了肿瘤科、老年科等重点科室之外，各个学科都应该培养安宁缓和医疗初级实践者，使患者无论在哪个科，都能得到更好的照护。

——北京协和医院安宁缓和医疗组组长、主任医师　宁晓红

第二节　个性化的舒适护理

舒适护理是一种有效的护理模式，使人在生理、心理、社会、灵性方面达到最愉快的状态，或缩短、降低其不愉快程度。1995 年美国舒适护理专家 Kolcaba 提出了舒适护理的概念，强调"以患者为中心"的身心全面照护，丰富了照护内涵，提升了照护品质。舒适是患者希望通过护理得到的基本需要之一，从舒适到不舒适可以分为许多层次，每个个体根据自己的生理、心理、所处环境、社会的特点和经历，对舒适和舒适的层次有不同的解释和体验。

一、舒适

（一）舒适的四个层面

1. 生理舒适

生理舒适是指症状控制带来的身体舒适，是身体感觉到的，包括环境中的温度、湿度、光线、声音等带来的舒适。

102

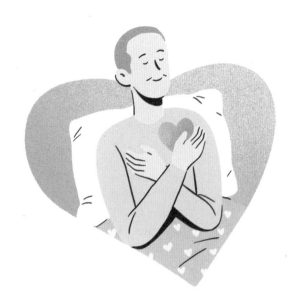

2. 心理舒适

心理舒适是从外界获得的满足，指心理感觉，如安全感、被尊重感等。

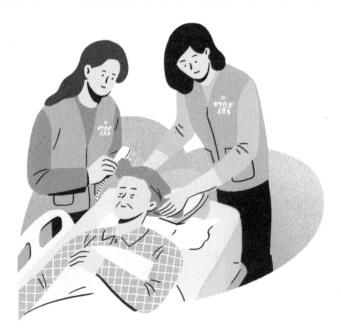

3. 社会舒适

社会舒适包括家庭、职业、社会阶层等社会关系上带来的舒适。

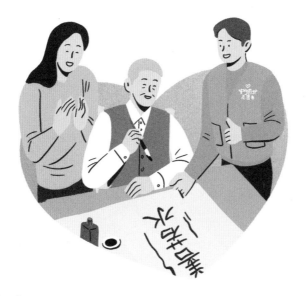

4. 灵性舒适

灵性舒适是指精神追求带来的舒适，如信仰、精神方面。

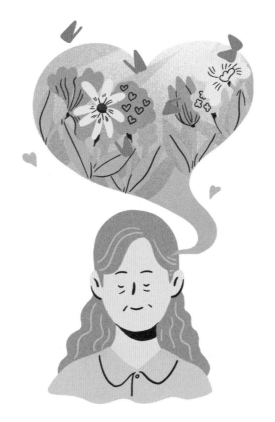

从整体来看，这 4 个方面相互联系，互为因果，当其中任何一方面出现障碍时，个体都会感到不舒适。

（二）舒适的四种状态

1. 缩短
将不愉快的时间尽可能缩短，而不增加患者不愉快的程度。

2. 减轻
将不愉快的程度尽可能降低，而不增加患者不愉快的时间。

3. 自在
将不愉快完全消除。

4. 超越
不仅将不愉快完全消除，更令人有"超越自在"的感受，此时精神百倍，活力十足，不但不会疼痛，而且比平常兴奋愉快。

二、舒适护理

（一）舒适护理内涵

舒适护理的内涵包括身体舒适、心理安慰、社会舒适和精神慰藉 4 个方面。其中，身体舒适方面的需求是舒适护理中首要满足的条件之一，是患者身体最直接的感觉；心理安慰是指患者的心理感受，包括平和的心态、愉悦的心境等心理状态；社会舒适是指家庭、人际关系、就业、学校等多个层面给人带来的舒适，安宁疗护团队成员应帮助患者获得更广泛的社会支持；精神慰藉又称灵性平安，指的是个人信念、价值或宗教信仰等方面带来的舒适。

（二）舒适护理的主要内容

1. 环境舒适护理
为临终患者创建舒适的环境，包括所处的空间整洁、安全；温度、湿度适宜；室内通风良好，光线明亮柔和；病房内安装影视墙和电视，墙上可悬挂装饰画，室内放置适当的绿色植物；营造良好的人文环境，给临终患者以居家的感觉。

2. 生理舒适护理

主要通过缓解终末期患者的症状，如疼痛、呼吸困难、厌食、吞咽困难、恶心呕吐、便秘、无力、躁动、谵妄和压疮等不适，减轻躯体痛苦，促进患者生理舒适。这是安宁疗护的核心内容，是心理、社会、灵性层面舒适的基础。

3. 心理舒适护理

心理问题导致的临终患者心理不舒适，可通过尊严疗法、人生回顾疗法、沙盘游戏疗法等适当的心理支持技术，舒缓患者心理和情绪问题，帮助患者达到心理舒适状态，平安顺利度过生命终期，从而舒适、安详、有尊严地离世。

4. 社会舒适护理

安宁疗护团队要关心、爱护终末期患者，了解患者心理需求和变化，做好解释和沟通工作。鼓励社工和志愿者为有需求的患者提供社会资源链接，包括医疗资源和经济资源；尽力满足患者未了心愿，帮助患者和家属实现生死两相安。

5. 灵性舒适护理

在生命终点来临之时，帮助临终患者寻求生命的意义和信仰，保持精神舒适状态，做好"四道人生"——道谢、道爱、道歉、道别，了却过往的恩怨，得到亲人、朋友的宽恕，内心平静地在自己熟悉的环境中，在亲人的陪伴和关怀下安然离世。

（三）医院内舒适护理的措施

1. 流程舒适

患者来到医院，接诊护士要热情接待，门诊预检分诊，门诊医生诊疗。对接受住院治疗的患者，病房护士要热情接待，医生给予合适治疗，护士实施舒适护理，给予健康教育。

2. 环境舒适

优美舒适的环境；适宜休养的病房；医护人员做到微笑多点、关爱多点、声音轻点。

3. 床单位舒适

床单位不仅干净平整，还要尽量满足患者舒适的需要，垫得舒服点，躺得舒服点。

4. 用具舒适

冬温暖、夏清凉，为患者提供必要的支架、扶手等，让他们的活动没有顾虑。

5. 体位舒适

观察体位转换后患者的舒适度，观察病情、生命体征的变化，记录体位调整时间。注意各种体位转换中的患者安全，保护管路。协助患者体位转化时不可拖拉。注意观察各种体位受压处的皮肤情况，使用棉垫做好预防压疮的护理。

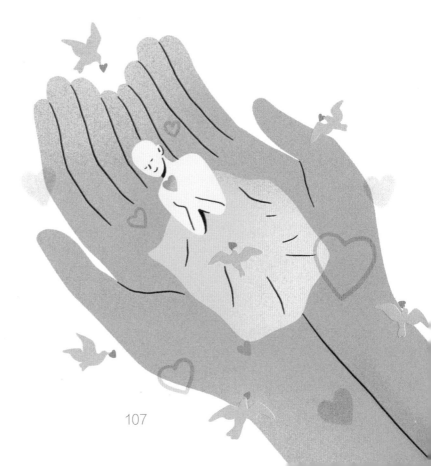

107

6. 普通卫生护理（基础护理）

只有做好基础护理，才能保持患者的皮肤完好，使患者感到舒适，维持患者良好的自我感觉。在进行基础护理时，不要忘记遮挡，需要非常尊重和同情患者，需要非常细心，绝对不能随便应付。

7. 皮肤护理

通过皮肤护理可以使长期卧床患者的皮肤保持完好无损。

（1）对于脱水和皮肤干燥的患者　如有可能，每天努力保持一定量的饮水；使用润肤脂使之渗入皮肤；在洗澡水里加入润肤油。

（2）对营养缺乏和消瘦的患者　使用预防性的特殊床垫和垫子，进行皮肤按摩，可以改善皮肤毛细血管的血液循环，减少局部组织缺血，还可促进淋巴回流，从而减少周围组织水肿。

（3）对于大小便失禁的患者　及时更换污染衣服，保持患者清洁干净、局部干燥。

8. 日常护理

（1）身体形象　鼓励患者穿自己的衣服，给予患者良好的清洁卫生护理，做好口腔护理，消除异味，使患者有良好的体味和气味，减少患者的病耻感。这些细节在与周围人接触过程中是非常重要的。

（2）自理能力　帮助患者自理和尊重患者自理，并且为此准备有利的环境条件。如将患者喜欢和常用的物品放到其伸手能及的地方；向患者推荐合适的餐具，使他能自己进食。如果患者愿意，尽可能让他做自己还能做的事。

（3）安全　临终关怀期的患者身体虚弱或有某些心理问题，很容易发生跌倒或意外事故，必须采取措施保证患者的安全。

（4）关爱　对患者体贴入微，显示爱心的举动能使患者愉快、开心、感动。

9. 心理舒适

用心交流，用心护理，比如在手术前安排短暂的访谈，减轻患者对手术的紧张与恐惧。每天对患者说三句问候的话：今天您好吗？有需要我帮忙的地方吗？我能跟您聊聊吗？每天对患者说三句鼓励的话：很好！我们一起做！谢谢您帮我！这是你与患者缘分的开始、延续和升华。

10. 社会舒适

保护患者的隐私权；尊重患者权益；赢得患者认同；对患者进行心理疏导；同时，家人的关爱、社会的支持是患者与疾病抗争的无穷的力量。

11. 精神舒适

尊重患者的信仰，灵性的关怀可以让患者得到心灵的满足。

三、个性化舒适护理内容

在对临终患者的护理中，整体护理配合舒适护理是最人性化的护理，患者的需要就是照护人员的工作。舒适护理更注重满足患者的舒适需求，是以提高患者舒适度为服务宗旨的照护工作。同时，每个患者都是一个独立的个体，也是独一无二的个体，为进一步深化优质护理服务，要为患者提供人性化护理。人性化护理的核心是以人为本，体现人文精神，尊重患者的生命价值、人格尊严和个人隐私。通过倡导人性化服务理念，注重人性化护理管理，营造人性化服务环境，可以更好地满足患者的服务需求，同时进一步体现护理人员的社会价值。

（1）开展个性化护理，深化整体护理内涵，特别注重体现以人为本的人文关怀，尊重人、理解人。

（2）确立个性化护理服务理念，制订护理质量标准和目标。对新入院患者进行病情及心理状态的评估，及时制订个性化的护理计划。

（3）应根据患者的病情及需求提供不同的服务。

（4）针对患者性别、年龄、病种，以及个性感情特征、生活习惯、文化程度和家庭社会关系等各方面的不同，进行有针对性的护理，以满足每个患者在住院期间的生理健康需求和精神需求。

（5）充分了解每一位患者的要求，改变以往"自己实施什么护理，患者就接受什么护理"的观念，变为"患者需要什么，我就护理什么"。

（6）要建立密切的护患关系，掌握患者的动态要求，使自己的护理体现患者个性，就必须先了解患者的个性。因此，要加强与患者的沟通交流，建立密切关系，做到很快掌握患者的需求。

（7）随着患者平均住院时间日益缩短、护理工作量不断增大，要求护士在最短的时间内与患者建立紧密联系具有一定的难度。应通过抓住两个关键点，找准突破口。

① 抓住"第一次接触"，包括第一句话、第一个问题、第一顿饭、第一次检查、第一次输液穿刺、第一次取标本、第一次用药、第一晚睡眠等，都非常重要。

② 抓住"每一个护理过程"，包括宣教情感化、基础护理灵活化、技能服务优质化、关爱日常化、健康教育制度化、护理工作连贯化。

（8）从小事做起、从细节入手，实施感动服务，满足患者需求，提升专科护理服务层次。

（9）规范服务语言，强化礼仪、礼貌。规范语言语调、手势、站姿、走姿，用恰当的手势、得体的语言。如见面先问"您好"，开口加称谓，讲话前先用"请"字，操作失误先道歉，操作结束先"谢谢"。在进行护患沟通时，在不同场合要运用适当的语言。

（10）患者出院要询问患者及家属对"出院指导内容"掌握的情况，按时电话随访等。

四、不舒适与不舒适的护理原则

不舒适是一种自我感觉，当个体的生理需要得不到满足，周围环境不适宜，身体出现病理现象，感到疼痛，安全受到威胁或感到紧张时，会使舒适的程度逐渐下降，直至完全转变到不舒适。同舒适一样，不舒适也是个体的主观感觉，是相对的。不舒适的表现有烦躁不安、紧张焦虑、精神不振、疲乏、失眠等，疼痛是不舒适中最为严重的形式。

（一）导致不舒适的原因

造成患者不舒适的原因有很多，常见的包括以下几种。

1. 身体因素

（1）疾病因素　疾病所致的疼痛、头晕、咳嗽、发热、恶心、呕吐、饥饿等不适。

（2）活动受限 使用约束带、石膏绷带、夹板等限制患者活动时可造成不适。

（3）姿势和体位不当 如四肢、关节过度屈曲、伸张，或身体某部位长期受压，或由于疾病造成的强迫体位等，致使肌肉、关节出现疲劳、麻木、疼痛引起不适。

（4）身体不洁 如口臭、汗臭、皮肤污垢、瘙痒等，均可引起不适。

2. 心理－社会因素

（1）疾病威胁 由于疾病对身体造成危害，生存需求得不到保证，如担忧手术、疾病困扰，自我表现与发展受到干扰，家庭和社会责任无法履行，疾病对经济、家庭、工作的影响而产生焦虑或抑郁。

（2）角色适应不良 患者可能出现角色行为冲突、角色行为紊乱等角色适应不良的状态。

（3）生活习惯的改变 住院后生活习惯改变，患者一时适应不良。

（4）自尊受损 如被医护人员疏忽、冷落，感觉不被尊重或自尊心受到损害等。

3. 环境因素

（1）住院环境 新入院患者对医院环境的陌生或不适应，缺乏安全感。

（2）不适的环境 通风不良或有异味；病室访客过多；治疗仪器等产生的噪声；被褥不整洁、床垫软硬不当等都可使患者感到不适。

（二）不舒适的护理原则

患者由于受疾病、心理、社会、周围环境等多种因素的影响，经常处于不舒适的状态，产生不舒适的感觉。家属及照护者为了使患者达到舒适，评估确认患者处于不舒适的状态时，必须及时采取有效的护理措施，解除不适，满足其对舒适的需求。

1. 预防为主，促进患者舒适

做到预防在先，促进患者舒适。以良好的态度，尊重患者，洞察患者的心理需求，听取患者对治疗、护理的意见，并鼓励患者积极参与护理活动。保持病室环境的整洁，保持患者身体清洁，维持适当姿势与卧位等。

2.加强观察，发现不舒适的原因

认真倾听患者的诉求，通过患者的非语言行为，如面部表情、手势、姿势、活动或移动能力、饮食、睡眠、肤色、出汗程度等，发现患者不舒适的原因，评估患者不舒适的程度。

3.采取措施，减轻不舒适

根据不同原因，有针对性地采取相应的有效措施。

4.互相信任，给予心理支持

对心理 - 社会因素引起的不舒适，照护者可采用不做评判的倾听方式，让患者的内心冲突得以宣泄；或通过有效沟通的方式，正确指导患者调节情绪。

安宁寄语

真正的安宁不是医生的安宁，不是家属的安宁，而是患者内心真正想要的安宁。病有千变，医有千方，每位病患的需求都不同，安宁疗护也不会有千篇一律的安宁疗护，医护人员及社工需要从惯性的流程化中走出来，真正倾听和尊重患者的心声。

——清华大学附属第一医院清华长庚医院疼痛科主任　路桂军

第三节　如何告知患者及家属坏消息

很多人在面对突如其来的疾病时，往往无法接受。这时医生如何将"坏消息"告诉患者就显得尤为重要。美国联邦法律规定，患者有权了解自己的病情，医生不能以任何理由隐瞒病情，患者对自己疾病的知情权将使他可以充分安排自己剩余的时间，处理好财产、遗嘱及其他相关事宜。我国《民法典》第一千二百一十九条增加了知情同意权需取得患者或者近亲属"明确"同意，不能以默示的形式来推定同意。有的人在患重病后，因为不了解自己的病情，不清楚医生的后续治疗和疗效，或期待值过高，或走向另一极端，陷入极度悲观之中而放弃治疗。患者迟早会知道自己的病情，越晚告诉患者越被动。患者及其家人，在得到真实详细的病情后，才会决定是否接受治疗计划。安宁疗护服务中如若病情告知不足，容易引发医疗纠纷。

一、告知坏消息的原则

我国对临终患者告知坏消息的一般原则包括：医学人道主义原则；道德原则；自主原则；诚实原则；不伤害原则；保密原则；知情同意原则。

二、告知坏消息的策略与技巧

告知坏消息是一个比较人性化、个性化的动态互动过程，体现了医务人员对患者及家属的人文关怀，是一项艰巨的任务，具体实施需要一定的告知策略、熟练的言语及非言语技巧。

（一）告知坏消息的策略

传统伦理观念认为，患者罹患了不治之症，医务人员应该绝对保密，以减轻患者的心理痛苦。但是，在安宁疗护实践中发现，这种观念和行为存在很多弊端，首先是剥夺了患者的知情权；其次是不尊重患者的权利，违背了现代医学伦理观；第三，患者会通过其他途径如从治疗方案或其他人的态度、表情上发现一些不确定的信息，反而增加了患者的猜疑和不安，同时增加了与患者接触的人的心理负担，他们要在患者面前想方设法隐瞒病情，唯恐泄露；第四，会降低患者对医务人员的信任。因此，1993年，世界卫生组织（WHO）提出了以下告知坏消息的策略。

1. 制订计划

未被告知病情的患者往往很紧张，容易因不确定感而焦虑。医务人员应清楚患者的明确诊断及病情、有哪些令人鼓舞的好消息、下一步需做哪些检查、怎样治疗等，以免在告知过程中对患者的询问措手不及，影响患者的信任。

2. 留有余地

告知病情时应留有余地，让患者有一个逐步接受现实的过程。开始时可用一些含糊的如"可能""好像""也许"等言语委婉地打开话题，然后根据不同患者的反应及需要逐步深入。对疾病严重程度的交代应相对淡化，避免给患者过于肯定的结论，尤其预后不良的结论等。

3. 分多次告知

对于终末期患者的告知，要把握时机和尺度，是否告知其即将离世的消息，要考虑患者的心理特点。有研究显示，一次性将诊断、病因、治疗、预后等所有信息告诉患者，往往使患者只接受不利的信息而忽略有利的信息，使患者感到无望，因此应分多次告知患者。医务人员应清楚告诉患者哪些病情、分几个阶段告知、每个阶段告诉哪些情况。

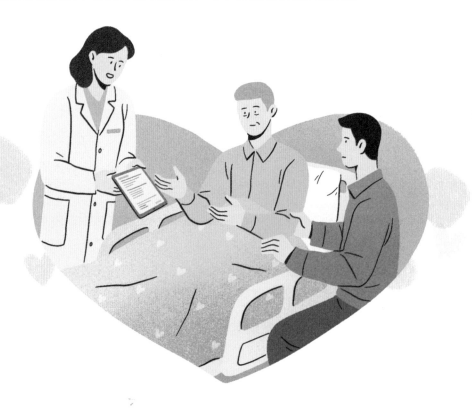

4. 给患者希望

在告知患者病情的同时，应尽可能给患者以鼓励和信心，唤起他们对美好人生的向往，坚定战胜疾病的信念。

5. 不欺骗患者

可以选择部分告知病情或不告知，但告知的内容必须是真实的，否则会损害患者的信任感。

6. 给患者支持

告知过程中，允许患者有充分发泄情绪的机会，并及时给患者以支持。

7. 保持接触

告知病情后，应与患者共同制订未来的生活计划，并保持密切的进一步接触。

（二）告知坏消息的技巧

1. 提前和家属沟通

根据我国的传统医疗习惯，在向患者告知病情前，一定要先听取患者家属的意见。家属可以作为医务人员和患者之间的桥梁和纽带，起到铺垫、传递和调和的作用。

2. 把握告知内容

在告知病情前，做好临终患者特质和意愿的评估，充分准备告知的内容：谁告知，何时告知，何地告知，如何告知，告知什么。具体内容应因人而异，确保告知过程人性化和个体化。

3. 注意语言艺术

语言交流中一定注意语气委婉和用词恰当，使用患者容易理解和接受的人性化和艺术性的语言，如"不太好""有点问题""不太满意"等，有助于知晓患者对病情和"坏消息"的了解程度。不要盲目给予患者不切实际的安慰和承诺，如"你放心、会治好的"，更不要说"无能为力""无法医治""再也治不好了"等对患者造成伤害的语言。始终要让患者坚信他没有被遗弃，一直有医务人员和家属在支持和关爱他。

4. 有效运用非语言沟通

告知者应衣着简单大方，表情放松，使患者感到舒适。交谈时，保持适当的个人距离，一般为一米左右。采取低于患者视平面的高度，或者采取赵可式教授介绍的 45°角仰视患者方法。认真倾听患者的谈话，并适当给予回应。始终保持眼神和目光的交流，根据情况使用点头、拉手、抚摸等动作表达对患者的肯定。在告知过程中，还要注意观察患者的面部表情变化，随时进行内容和节奏的调整。

5. 积极应对患者怨气

当患者得知自己真实病情后难以控制而出现愤怒情绪时，告知者决不能与患者争论或反驳患者，要同理患者的情绪，找到患者愤怒的根源，通过有效的支持和安慰，鼓励患者通过倾诉来排解心中的怒气。

三、告知坏消息的方式

是否将病情告诉临终患者对于安宁疗护从业人员是非常棘手的问题，一直以来，"是否告知""怎样告知""告知多少"的问题时时困扰着医务人员。解决的方法就是要针对不同的临终患者采取个性化方案，具体有三种方式。

1. 传统的隐瞒方式

将病情隐瞒，不告诉患者。这种方式认为，不告诉患者病情可使患者免受心理冲击。部分医务人员和家属赞同这一方式，即所谓的"保护性医疗措施"。有关文献显示，世界范围内隐瞒病情的做法正逐渐减少，告知诊断已成为一种趋势。许多研究发现大多数患者都想知道自身的病情，虽然多数患者被告知后，短时间内会出现负性情绪增多的现象，但过一段时间，患者对疾病会有良好的适应，减少了不确定感，缓解了焦虑。

2. 真实病情告知方式

将病情的全部有关信息告知患者。大部分患者都想知道自己的病情，治疗应由患者来决定和选择。现在大部分国家倾向于向患者公开病情。然而一些研究发现，并非所有患者都能承受患上不治之症的现实，有些人无法应对由此带来的心理应激反应。

3. 选择性告知方式

选择性告知方式是目前比较公认的方式，即因人而异，选择性告知病情。每一位患者对告知坏消息的需求与应对能力不同，而且对病情的接受程度在时间上有一个过程，因此应该逐步告知。这样不但可以使患者更好地面对诊断与治疗，也有利于建立良好的医患关系，增加患者接受治疗的依从性。在决定要告知患者诊断时，医务人员应考虑选择适宜的告知时间和地点，注意告知坏消息的方式与策略，并对不同心理、性格特点的患者采取不同的告知方式。

四、告知坏消息的注意事项

（一）区分告知对象

每个患者的素质是不一样的，对于一些人不知晓病情会加重他们的不安，甚至会降低免疫力；至于听到坏消息后的反应，有的人可能很震惊，有的人还可以有逻辑地思考，有的人则完全不知道自己该怎么办。一位肿瘤科医生介绍，一个患者查出癌症，他在与医生谈话的时候表现得非常坚强，他说他是"努力活，准备死"。这个患者半年的预期寿命，后来竟然活了一年半。很多医生在临床工作中体会到，许多心理健康的肿瘤患者对坏消息的承受力远比人们预料的强。也有一些患者不愿意直面病情，宁愿逃避，这时，医生逐渐地把坏消息传递给患者可能更有利于治疗。

（二）告知方式

告知真相是左右患者此后人生走向的重要事情，对于患者来说，蒙在鼓里就意味着他们可能无法在日后做出正确的选择，所以，医护人员需要选择恰当的方式告知患者真相。最好的告知方式是随着诊断的明确，同时跟进诊断策略，也就是患者还有什么计划做的事情，或者医生接下来用什么诊疗方式。人文医学讲究"语言艺术"，而告知患者病情这个环节最能体现医务工作者的"良苦用心"。

（三）医疗保护

告诉患者病情是医务人员的职责，但是不是一定要将坏消息全部告知患者呢？医生可以根据患者的状态酌情考虑，与家属进行商讨，对患者进行适当的医疗保护。并且，告知真相也不是简单陈述事实后就结束了，比起告知的内容，后续的支持更为重要。北京大学肿瘤医院结直肠肿瘤外科顾晋主任曾提到这样一个案例：患结肠癌的陈先生一直认为自己得了结肠息肉，当医生提出术后要化疗，陈先生嘀咕了一句："听说得了癌才要化疗，莫非……"接受过医学伦理学培训的护士做了以下解释："陈先生，您得了结肠息肉，但有一部分病变病理上看不太好，为了防止这种病变进一步向恶性发展，大夫要求您化疗。"虽然不是完全的告知，一句话使陈先生了解了自己的病情，又把可能的坏信息传递给了患者。很多患者有着强烈的求生欲望，只要了解自己的病情，还是非常愿意积极配合医生的治疗。

（四）家属告知

一般医生选择先让家属知道"坏消息"。患者会自我评估病情的严重程度，但是当医生没有说出来的时候，他的精神不会崩溃；当医生不说，不把这层窗户纸捅破，患者还是愿意由家属和医生沟通，他们觉得通过与家属慢慢谈，慢慢渗透给他们，这样更容易接受。但是怎样告知家属，同样是医生的"命题作文"。即使医生讲清病情后家属选择放弃，医生仍应提供可能合理的治疗方案供家属参考，使患者和家属知道医生确实尽心尽力。

现在在告知坏消息中发生的医患冲突，与病情本身关系密切的案例并不多。更多的情况是，患者有一个很糟糕的感觉——觉得医生没有尽力。在他自己面临灾难的时候，发现医生很冷漠，或者他认为该医生做的时候而医生没有做。这就是告知技巧。医生在和患者的交往过程中，能站在患者的角度理解患者的情绪，并且学会运用同感的表达方式让患者及家属易于接受，以增强患者对医生的信任。医生巧妙地告知是对患者的心理暗示，好的告知会让患者更加乐观、坚强。不巧妙的告知，会让患者心理崩溃，那么潜意识里身体功能就会放弃抵抗，或者说负面情绪会抵制身体功能正常释放的有益物质，对病情肯定不利。

总之，告诉患者坏消息是医患交流的重要内容。需要医护人员掌握告知坏消息的原则、方式、方法和技巧，在准确认知的基础上，针对不同的患者决定告知的内容以及方式、方法等，并且做好后续的服务与支持，让患者和家属不留遗憾，迈出"生死两相安"的第一步。

安宁寄语

是否要告知终末期患儿病情需要尊重孩子和父母，我们是不是要告诉他，我们什么时候告诉他，要看他当时是否准备好接受病情。当患儿迫切想了解病情的时候，他就已经准备好接受死亡了，在这个时候我们就可以考虑告诉。对于生死，反而孩子是我们应该学习的对象。他们很容易从一个阶段过渡到另一个阶段，很容易活在当下，大部分最后可以接受（死亡）这件事。

——北京儿童医院血液肿瘤中心主任　周翾

第四节　安宁疗护服务内容

患者得了不治之症之后，从生理方面身体状况发生了改变，尤其是疼痛症状，不仅给患者带来身体上的创伤，也给患者造成心理上的障碍，以及社会关系方面的冲击。比如原来是一个工作养家的人，得病后需要家庭的照顾，在这个过程中，社会角色的转变给患者带来了社会关系的沉重压力。同时患者在受疾病打击的状态下，对生命存在的意义发生了质疑，出现了精神层面的困扰，这种困扰实际上对患者的打击是非常沉痛的。患者

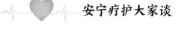
自身存在的心理、身体、灵性、社会关系的困扰，使整个家庭不堪重负，所以理想的照顾一定要包含对患者全方位以及对家人的照护。

一、整体照护

安宁疗护服务的内容包括症状控制、舒适照护、心理支持和人文关怀等，从身体、心理、社会、灵性四个层面对临终患者进行整体照护。总体来说，照护包括如下内容。

（一）身体照护

1. 症状控制

在具备常见晚期恶性肿瘤疾病诊疗照护技术及设备的基础上，开展支持治疗技术，如三阶梯镇痛、镇静、抗惊厥、止呕吐、通便、利尿等服务项目，控制疼痛、呼吸困难、咳嗽、咳痰、咯血、恶心、呕吐、呕血、便血、腹胀、水肿、厌食/恶病质、口干、睡眠/觉醒障碍、谵妄等症状。

2. 舒适照护

提供具有整体性、连续性的临终护理、护理指导与护理咨询服务。开展病室环境管理、床单位管理、口腔护理、肠内营养护理、肠外营养护理、静脉导管维护、留置导尿管护理、会阴护理、协助沐浴和床上擦浴、床上洗头、协助进食和饮水、排尿异常护理、排便异常护理、卧位护理、体位转换、轮椅与平车使用等照护措施。

身体照护是临终患者最基本的，也是最应该被满足的需求。在临终患者的各项需求中居第一位的是受病魔侵扰、生活无法自理而出现的各种生理症状。很多临终患者由于疾病缠身，疼痛难忍，已经不再惧怕死亡。患者最惧怕的是当躯体疼痛、精神受折磨时，医护人员不敢或者不愿意采取有效的减痛措施，他们只能无可奈何地忍受，甚至想用自杀来结束自己的生命。安宁疗护要建立"身—心—灵"的模式，首先要满足的就是生理需求。

（二）心理照护

临终患者的心理反应非常复杂，针对不同心理过程及反应，予以特殊心理护理及照护，才能使他们保持平静心态。最常见的心理变化包括：不确定感，有人想确知，有人宁愿保持"不确定"；过去没有消化的恩怨情结涌上心头；害怕成为家人的负担与累赘；害怕失去自主能力，任人摆布；害怕孤独；舍不得以及放不下心爱的人；希望交代未了的心愿、交代遗志及遗物；和亲人道别等。要针对临终患者不同心理过程及反应，开展心理、社会等多层面评估，予以特殊心理护理及照护，做好医患沟通，帮助患者和家属应对情绪反应。尊重患者权利，做好死亡教育、生命回顾、哀伤辅导、公共服务链接等服务，鼓励患者和家属参与服务计划，引导患者保持顺应的态度度过生命终期，促进患者舒适、安详、有尊严地离世，才能使临终患者得到真正需要的心理安慰和疏导，保持平静心态。

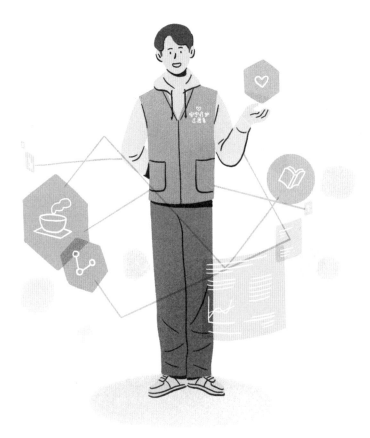

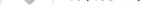

（三）社会性支持

做好临终患者角色定位，患者要处理好亲子、手足、伴侣、亲友等自己与周边人的关系，需要得到亲人的关怀、照顾及社会的支持。

（四）精神支持

终末期患者遭受精神困扰，生命质量降低，躯体症状加重，患者痛苦的程度及医疗支出增加，患者常存在一种以上不同程度的寻求人间爱、希望、力量、生命意义与价值的灵性需求。

（五）综合治疗

各相关医疗机构应发挥中医药特色优势，提供中药内服、中医外治、食疗药膳等服务；开展中医药适宜技术项目，减轻疼痛、便秘、失眠、水肿、呃逆等疾病终末期症状。鼓励各类机构综合运用五行音乐治疗、芳香治疗、水疗等方法，提高患者生命质量，探索中国本土化安宁疗护之路。

二、临终患者心理支持

安宁疗护一定要以临终患者需求为基础，以尊重患者尊严、满足患者心理需要为宗旨，这既是人道主义精神，又是我们捍卫生命、履行职责的义务。我们只有了解临终患者的需求，才能通过安宁疗护来提高临终患者的生命质量，使患者在人生的终末期安宁舒适，并使家属的身心健康得到维护和增强。临终患者会经历复杂的心理过程，处于不同阶段，他们的需求也不同，在不同阶段有针对性满足临终患者需求，才可以减轻患者身体和精神痛苦，提高患者的生活质量，缓解或消除患者及家属的不良心理问题。

（一）临终患者不同阶段的心理特征

临终意味着将要面临死亡，患者身体和精神上会出现巨大的压力，我们要了解患者内心深处的想法，满足他们的需求。患者在临终前会出现不同的心理特征，如性情大变、脾气暴躁、害怕孤独、依赖性增强等。不同年龄、性别、宗教、职业的人，面对死亡压力的心理特点也有所不同。一般情况下临终患者会经历以下几个阶段。

1. 否认期——需要理解

患者在得知自己患不治之症时最初的反应是极度的惊讶和不敢相信。患者不相信自己已病入膏肓，常常会怀疑诊断是否正确，不断地进行复查、转院等。多数患者的这种心理反应时间较短暂，也有个别患者会持续否认直至死亡。此期医护人员应尊重患者的想法，并理解这是大多数人在面对突如其来的巨大压力时的应激反应，给予患者和家属充分的时间去接受这个事实。对否认期患者应提供安静、舒适的环境，给予患者支持、理解和同情。不要主动与患者讨论病情，因为对患者来讲，抱有一丝希望对治疗疾病是有益的。

2. 愤怒期——需要宽容

在短暂的否认期后，患者很难接受病情恶化的现实，往往表现为愤怒、怨恨、生气、痛苦、易激惹等，有时会产生"为什么是我，你们都活得好好的"的想法，会把怨气迁怒于医护人员和家属，以把怒气发泄于他人来表示对疾病的不满。此期医护人员应理解患者发怒的原因是害怕和无助，并不是针对某一个人，要让患者充分发泄不良情绪，宣泄情感，对患者采取宽容、谅解、同情的态度。此外，医护人员还应做好家属工作，理解患者并尽力满足患者一切合理要求。

3. 协议期——需要鼓励

经过否认期和愤怒期，患者的情绪转为平稳，不得已接受已存在的事实。患者心存希望，积极配合治疗和护理，期待医学上有重大发现，希望自己能创造奇迹，期望通过自己好的表现来换取生命的延长甚至治愈疾病。这个时期对患者是有益的。此期医护人员可鼓励患者说出内心感受，减轻心理压力，增强其战胜疾病的信心，使其积极配合治疗。

4. 抑郁期——需要疏导

随着病情的不断恶化，患者逐渐意识到自己即将失去生命，现代医学和先进技术已无能为力，这时往往陷入深深的悲伤和绝望。此时患者会表现为痛哭，有时沉默，对生活失去信心，情绪低落，渴望家人的陪伴。此期医护人员要密切关注患者的情绪变化，多主动与患者交流，了解其内心痛苦的原因，针对问题进行疏导。

5. 接受期——需要安慰

这是患者最后的心理反应，对自己的病情不再抱有侥幸心理。患者认为自己已经尽力，死亡也即将来临，心理上已有准备，既不害怕也不恐慌，表现出平静与接纳。此期医护人员要提供给患者安静、独立的环境，继续陪伴患者，不断地给予支持。尽量满足患者未完成的心愿，尊重患者的信仰或需求，如祈祷、念经等。适时给予患者非语言安慰，如轻抚患者的手、温和的目光接触等。

（二）帮助临终患者处理心理问题的有效方法

认识临终患者不同时期的心理特点和需求后，可以采取有针对性的措施和方法帮助他们解决心理问题。

1. 尊严疗法

尊严疗法是针对临终患者进行个体化心理干预的一种新型疗法。通过降低临终患者的悲伤情绪，提高尊严水平，增强生存意愿，提高人生价值感从而提高生活质量。具体实施方法为：由参加过尊严疗法培训的医护人员、心理治疗师或精神学家对患者进行访谈，访谈提纲如下。

（1）回忆一下您一生中最美好或最难忘的经历？

（2）您有哪些事情想告诉家人或者想让家人记住什么吗？分别是什么？

（3）在生活中您认为您承担过的哪些角色（如家庭、工作或社会角色）最重要？为什么？在这些角色中，您取得了哪些成就？

（4）您这一生中最大的成就是什么？最令您自豪的事是什么？

（5）您有哪些特殊的事想要告诉您爱的人？

（6）您对您爱的人有什么期望吗？

（7）您想传授给家人朋友哪些人生经验或忠告？

（8）您对家人还有什么需要嘱咐的吗？

访谈过程中访谈者可因人而异对提纲内容进行调整。访谈时间不需要严格控制，要给患者充分思考和表达的时间。虽然尊严疗法在临床上取得了较好的效果，但是在实施过程中仍会遇到一些阻力，可能与中国人忌讳"死"及调查者的资质、能力有关。同时，国外学者对尊严疗法的研究较多，国内研究较少，深入探讨在我国文化背景下构建尊严疗法模式，建立尊严疗法从业人员准入标准是当务之急。

2. 支持疗法

支持疗法又称支持性心理疗法，医护人员利用建议、忠告、鼓励等方式来维护患者的自尊，并尽可能提高患者的适应能力，从而防止其罹患更严重的心理疾病，帮助其逐渐摆脱困境，减少或预防心身疾病的发生，恢复心身健康。支持疗法取得疗效的关键在于治疗者和患者之间建立良好的信任关系。支持疗法的干预方法主要有倾听和疏泄情绪、说明与解释、赞扬、给予保证、鼓励、合理化和重构、建议和教育、预期性指导、扩展患者意识以及应对压力和挫折等。国外学者对支持疗法进行了拓展，采用以意义为中心的集体心理支持疗法（MCGP-CS），对癌症幸存者进行个性化的集体参与的心理干预，引导患者发现人生意义，有利于癌症幸存者适应和调整患癌后的生活，预防和减少心理困扰。支持疗法能够改善患者抑郁、恐惧心理，实施方法简单。

3. 人生回顾法

人生回顾法是一种怀旧心理干预方法，通过回顾、评价及梳理一生的经历，使人生历程中一些未解决的矛盾得以剖析、重整，从而挖掘新的生命意义。人生回顾法可以提高患者的自尊水平和存在意义，有利于生活质量的提高。他们认为对以往生活的回忆可以给自己一个机会提醒自己去感受他们曾经掌控自己生活的故事。掌控的感觉可引起自尊的增加和抑郁的减少。国外学者多将人生回顾法应用于老年人和临终患者，我国对人生回顾疗法的探索还处于初级阶段，多用于癌症患者。在进行人生回顾时要注意观察谈及挫折、痛苦事件时患者的反应，若引起患者出现负面情绪，应转移话题或另换时间再谈。

综上所述，人生的最后旅程，恰当地运用心理干预方法使患者获得幸福感、安全感是患者和家属所盼望的，也是人道主义的体现。患者希望在生命的最后阶段减少不必要的抢救，避免过多有创性的操作与治疗，希望安宁、舒适地离开人世。

三、生命末期营养支持

《中国肿瘤患者营养膳食白皮书（2020—2021）》（简称《白皮书》）显示，我国恶性肿瘤患者中、重度营养不良发生率高达 58%，20% 肿瘤患者直接死于营养不良。死于癌症的患者，其营养不良发生率可达近 100%。这个结果提示我们：恶性肿瘤患者营养不良发生率高，晚期癌症患者的营养支持非常重要。那是否就意味着我们需要给癌症患者补充更多的能量呢？答案是否定的。

《白皮书》认为，处于癌症不同阶段的患者营养供给的种类和方式是不同的，不建议对临终患者给予营养治疗，推荐以舒适为主。这一阶段的营养干预应以个体化的方式进行，采用个体化配方，适当补液，纠正脱水、电解质紊乱等状态。在生命的最后几周，亲属可能经常会要求给患者提供人工营养（如鼻饲）和补液，然而，此时患者代谢率较低，即便正常的能量摄入对患者来讲可能也会过多，导致代谢障碍，出现水肿、呕吐等不适，营养支持几乎没有或根本没有益处。安宁疗护的营养观念是知其为知其不为，团队应本着尊重（自主）、有利（行善）、不伤害、公正的原则，强调生命质量的重要，妥善与家属沟通，医患共同决策，将损伤降到最低。

四、安宁疗护精神支持

安宁疗护服务是全人、全家、全程、全队的服务，是对临终患者身、心、社、灵全方位的满足。其中满足临终患者的灵性需求，是安宁疗护工作的重要内容之一。临终期既是生命整合的良好契机，也是生命转换与超越的关键期，还是修补天人物我关系的最后时机，更是个体生命的灵性成长的最后关头。满足临终患者灵性需求，帮助临终患者实现生命最后阶段的灵性成长，是安宁疗护人文关怀工作的重要一环。安宁疗护工作者引导临终患者深入思考"五个面向"，有助于帮助临终患者实现生命最后一程的灵性成长。这"五个面向"是指：面向家人和朋友，思考爱与被爱的问题；面向社会关系尤其是曾经有过人际冲突的社会关系，思考宽恕与被宽恕的问题；面向自己，思考人生的意义和价值；面向至高者，思考信仰问题；面向未来，思考前路的希望问题。

1. 面向家人和朋友，思考爱与被爱的问题

安宁疗护工作者引导临终患者思考生命中爱与被爱的经历、爱与被爱的关系、爱人与被爱的能力、爱的失落与爱的悲伤等。安宁疗护工作者引导临终患者的常见问题包括"失去的爱，要如何补回？""这一生中你最爱、最放不下的人是谁呢？""你认为最舍不得你或疼爱你的人是谁呢？"通过引导临终患者思考爱与被爱的问题，重温生命历程中温馨美好的时光、修复爱与被爱的缺憾、安顿好对家人的牵挂、实现自己的未了心愿。

2. 面向社会关系，思考宽恕与被宽恕的问题

漫长的人生路上，每个人都免不了犯过错误，伤害过人或曾经被人伤害过。临终时刻，梳理自己与他人的人际关系，寻求他人对自己过往伤害的宽恕，并宽恕他人对自己曾经的伤害。安宁疗护工作者可以适当引导临终患者思考类似问题，如"谁曾伤害了你？你曾伤害了谁？""你认为宽恕是一种牺牲吗？""当要宽恕人及被人宽恕，首先要做些什么呢？"引导患者思考宽恕与被宽恕的问题，有助于临终患者放下心中的纠结和怨恨，实现人际关系和谐和内心平安。

3. 面向自己，思考人生的意义和价值

寻求人生意义是患者临终过程中最重要的事情。回首过去，是否过得无怨无悔？展望未来，活着的价值是什么？既然必死无疑，那么活着还有什么意义？安宁疗护工作者和临终患者的常见交流问题包括"在工作中，你有哪些印象深刻的事情？""在家庭中，你还记得哪些最快乐的瞬间？""生命中，什么对你而言最重要？""你觉得人生最有意义的事情是什么？""如果你有机会让生命重来，你想要过怎样的生活？"通过引导患者回顾生命中的相关事件和有关成就，肯定患者个体生命的人生意义和人生价值，让临终患者得到自我满足和自我庆慰的感受。

4. 面向至高者，思考信仰问题

不同的人有不同的信仰，不同信仰中的至高者也不相同，要支持患者及家属探讨和阐述他们的信仰。常见问题包括"你有信仰吗？""你信仰的是什么？""你觉得会有来生吗？""你相信人有灵魂吗？""你觉得灵魂未来会去哪里呢？"探讨与至高者的关系问题，有助于了解临终患者的信仰，帮助临终患者一定程度上消解死亡恐惧。

5. 面向未来，思考前路的希望问题

临终患者面临着疾病无法治愈的困境、身体痛苦有可能加重的苦恼、对生命最后一程生活质量下降的担忧以及对亲人未来生活的担心和身后事如何安排等诸多问题。安宁疗护工作者引导患者直面如下问题，"你知道会发生什么变化吗？""什么是你最期待最想要看到的结果？""你有什么事或心愿想要完成？"从而引导患者面向未来思考前路的希望问题，有助于帮助患者树立对最后一程生活的信心，缓解疾病和治疗带来的不适，让患者尽可能抱有希望，实现生命的优雅转身。

灵性照护的"五个面向"，目的是让临终患者对自己的人生给予充分肯定，对他人和社会持有积极评价，对未来生活充满希望，实现与他人、与自己、与至高者的和谐，达到帮助患者实现灵性平安的目的。在实际工作中，安宁疗护工作者可以实施想象疗法、共情（同理、感心）疗法、意义疗法、叙事治疗、音乐治疗、艺术治疗等。在进行"五个面向"的安宁照护工作时，安宁疗护工作者要遵循"初步问好，与患者建立谈话的关系""发现与承认问题""找到解决方法""深入探讨问题"等几个步骤，当好临终患者心灵的倾听者、陪伴者，帮助临终患者获得灵性平安，无怨无悔走完生命的最后一程。

五、安宁疗护从业者的自我疗愈

安宁疗护从业人员照护末期病患者和丧亲者的同时，会给自身情绪及精神带来很大的挑战。在临床实践中，安宁疗护的照护者常常有同情心疲劳，在处理疼痛、痛苦以及死亡的工作中可能产生间接性的创伤和职业性的悲痛情况，甚至产生抑郁、焦虑等负性情绪，饱受精神折磨，这给从业人员带来极大痛苦，构成了职业倦怠的危险因素。即使有一整套专业技能和相关知识的技术培训，照护者也可能因缺乏情感能力，而不能将知识与技能学以致用。因此，管理好照护者的情绪至关重要。

缓解安宁疗护从业人员压力的方法很多，可以采用死亡教育干预培训、专业人士心理疏导、团队之间团建活动、音乐疗法、芳香治疗等，积极宣泄内心情绪。此外，临终反向关怀也可从语言、行为、精神层面给予照护者支持，有利于促进照护者和患者的情感交流，减少应激，有效降低患者及照护者心理负性情绪，培养安宁疗护从业人员的情绪管理能力。同时，医疗机构也应当为安宁疗护从业人员提供宽松的空间，比如绩效考核、晋升待遇等，也应呼吁从政府层面开辟安宁疗护职业资格序列，保证安宁疗护的可持续发展。

安宁寄语

安宁疗护决策制定的过程中，医方不仅要考虑患者，还必须考虑其家庭。在国内安宁疗护实践中，家庭的支持决定着安宁疗护决策实施的可及性与持续性。

——江苏省南京市卫健委安宁疗护质控中心副主任 周宁

第五节 生命因关怀而温暖，因人文而璀璨

二维码4-1
人文关怀——
安宁疗护的灵魂

在生命的最后阶段，甚至在去世前 3 个月，多数患者与他人的交流开始减少了，心灵深处的活动增多了。不要以为这是拒绝亲人的关爱，这是濒死者的一种需要：远离外在世界，与心灵对话。

人生总有终点，当生命即将走到尽头的时候，最想得到的是生命的延续，还是满足心中仍未了却的愿望？

一、医学人文关怀

人文关怀就是对人的生存状况的关怀，对人的尊严与符合人性的生活条件的肯定，对人类的解放与自由的追求。一句话，人文关怀就是关注人的生存与发展，就是关心人、爱护人、尊重人，是社会文明进步的标志，是人类自觉意识提高的反映。人文关怀，顾名思义就是以人为本，其核心在于肯定人性和人的价值。

人文关怀是由欧美的护理专业研究团队提出的全新的护理概念，其目的在于面对一些身患绝症的患者，尤其是肿瘤患者的时候，跳出医学的范畴，用更加人性化的护理方法，从心理和感觉上让患者走出绝症的阴影，从而达到改善患者生活质量的目的。随后，人文关怀的概念逐渐被广泛应用于医学的各个领域。

从 20 世纪 70 年代起，现代医学已经从生物医学模式转向生物 - 心理 - 社会医学模式。全新的医学模式跳出了人体生理科学这个较为狭隘的概念，将心理学和社会学引入其中。曾经有研究表明，心理健康和社会关系稳定的人，在生理上健康的概率要超过那些心理病态或社会关系混乱的人。医学中的人文关怀事实上只是医学人文学的一个分支。近些年，医学专家将"治愈"这个概念从"结束疾病"改为"改善患者的生理功能和生活水平"，医学人文关怀也逐渐在护理和治疗中发挥了愈来愈重要的作用。

二、人文关怀的应用

让医学人文关怀重回临床实践，不仅是未来医学发展的必然趋势，而且对改善当前紧张的医患关系，建立良好的医疗服务环境具有重要意义。

人文精神是在人类发展中形成、发展起来的一种思潮，是人类的一种意志、情感、精神，是作为人类的精神生活而存在的。医学人文精神是人文精神在医学领域的表现，是在医疗活动中对人生命的关注、人生存质量的提高、人情感的关切、人心灵的安慰和人发展的考量，其出发点是"人"，其核心是"以人为本"。医学是研究人的生理指标处于良好状态相关问题的一种科学，以治疗预防疾病和提高人体生理功能为目的。它研究的对象是人，因此医学既有自然科学的属性，又具有社会科学的属性。所以要让医学发展得更合理、健康、文明，就要在对医学科学精神理解的基础上加强对医学人文精神的理解。

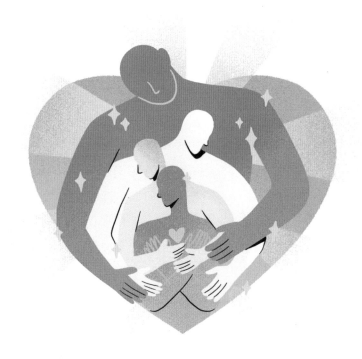

人文关怀首先运用在术后护理中。很多疾病会出现术后伤口剧烈疼痛的情况，人文关怀的作用就是充当一针安慰剂，通过给患者提供无微不至的照护，让患者能顺利度过疼痛期。人文关怀包括给患者安排明亮的病房，在病房中放一些绿色植物，从视觉上给患者生命的暗示。更加频繁地出入患者的病房，让患者感受到被重视的照顾，从心理上给患者一种医护人员正在积极治疗的暗示。在患者疼痛的时候，在其耳边称已经滴注了止痛药，从听觉上给患者一种得到照顾的暗示。这些暗示最终将会化作心理的暗示，让患者的身体开始自主地开启恢复模式，有利于患者的术后恢复。而患者的心理在人文关怀的过程中也会得到极大的满足，加速身体自主恢复。

随着人文关怀在护理领域的成功实践，有些专家认为可以将人文关怀的方法引申到临床的其他领域，比如门诊。医学本身就是一门人与人直接对话的科学，这注定了医学作为科学范畴的特殊性，也注定了医学与人文学的相关性。门诊是临床医学中医生与患者面对面接触的第一个步骤，因此有专家认为，在门诊中使用人文关怀，要比在术后护理中使用更加有效。

要想在门诊中运用人文关怀的理念，就必须要理解人文关怀的由来，也就是跳出疾病的范畴，做到以人为本。事实上，目前在中国甚至世界上的大部分国家，门诊医生是做不到这一点的。在大部分临床医生的眼中只有器官、疾病、化验、检查，然后是下结论。从某种程度上来说，中国传统医学自古以来在人文关怀上的作为要比西医更好。

中国素有"人文学术之邦"的美称，人文关怀一直是中国传统医学的重要内涵。中医十分重视医疗实践的伦理价值，医疗活动是以患者而不是以疾病为中心，把患者视为一个整体的人而不是损伤的机器，在诊断治疗过程中贯穿着对患者的尊重、关怀，主张与患者进行情感的沟通，充分体现了"医乃仁术"的基本原则。西晋杨泉在《物理论·论医》中指出："夫医者，非仁爱之士，不可托也，非聪明理达，不可任也，非廉洁淳良，不可信也。是以古之用医，必选名姓之后，其德能仁恕博爱……"这表明"仁爱""理达""廉洁"是"医者"的必备条件，"医者"正是科学技术与人文精神相结合的典范。

因此，如果在临床实践中将人文关怀引入门诊治疗，对于中国医生来说，是重拾曾经遗落的文化过程，并非从零到有的摸索，这将是中国发展医学人文关怀的重要优势。

三、临床人文关怀的实施

临床人文关怀从理念到实施需要通过较长时间的努力来实现。面对当前复杂的就医环境，有些专家提出分阶段逐步将人文关怀引入临床实践。

1. 第一阶段

第一阶段为恢复患者及家属对医生和医院的信任。对于一些患者而言，他们受到了媒体和社会大环境的影响，对医院和医生是抱有不信任的态度的。但是身体有疾病，除了医院他们不知道能去哪里。这样的矛盾心理非常不利于疾病的康复。因此，医生首先要做的是要恢复信任。人文关怀以人为本，让医生摆脱冷冰冰的医生形象，以关怀为主体，在关怀中问诊，让患者感受到一份朋友间的情谊，而不是单纯的医生和患者的关系。这样的沟通气氛可以让患者和家属更快地放松，忘掉心中的矛盾，有利于双方信任的建立。

2. 第二阶段

第二阶段为加速患者病情的恢复。这是临床人文关怀最早的目的之一，医护人员无微不至的关怀可以让患者有种宾至如归的满足感和幸福感。这种心理变化对疾病的恢复非常有帮助，对术后生活质量的提高更是有实质性的帮助。医务人员的理解和尊重让患者对病情恢复更加有信心。

3. 第三阶段

第三阶段是提高医院的社会影响力。医院的声誉除了与疾病的治愈能力和较低的死亡率有关外，更与患者就诊率和社会认同率有着莫大的关联。其中患者满意度是影响医院社会影响力的重要指标。一个倡导人文关怀的医院，在医疗服务过程中处处体现"以人为本"的思想，尊重、关爱患者，主动为患者提供全方位的服务，改变以往"以疾病为中心"的单纯技术服务理念，使广大患者在治疗过程中感受到医务人员对他们的尊重和人性化服务的温馨，从而提高医院的美誉度和患者的忠诚度。

四、临终人文关怀的最后一公里

哀伤是因为失落导致的思想、情感以及行为受到伤害的反应，是失落的处理、成长、认知及调和的内在过程。在患者生命的最后时刻、在亲人离世后，哀伤都成为家属最常见的心理过程。当人们意识到死亡似乎要发生的时候，哀伤可能立刻就产生了。虽然这种预期性哀伤与逝世引发的哀伤存在差异，但是所带来的症状是相似的。哀伤是一个正常的调试过程，但个人对于死亡、临终都很难调试，需要专业人士的辅助。

哀伤辅导的实施者——医护人员、社工、志愿者等，从"四道人生"的角度，引导患者和家属之间做到道爱、道谢、道歉、道别，使患者与家属间的牵挂能够落实，怨气能够放下，隔阂能够化解，价值能够体现，患者的心愿被承接，能够平静安详地走完人生最后的旅程；同时家属不留遗憾，可以平静地向逝者告别，以健康的方式，将情感投入新的关系中。

安宁疗护是一种人性化的医疗服务，是医学人文关怀的极致体现，人文关怀则是安宁疗护的灵魂。安宁疗护人文查房，当属安宁疗护的特色之一。上海安宁疗护领军人物施永兴教授坚持 30 年安宁疗护人文查房，风雨无阻，记录下来 5 千多个临床案例、80 多个查房日记。其中蕴含着老一代安宁人的心血，字里行间彰显出对生命的尊重和对患者无尽的爱，见证了中国安宁疗护事业的发展，给安宁疗护事业留下了一份宝贵的财富和无数的安宁心语。安宁疗护——打开了一扇新的窗户，让生命晚期患者享受最后一缕阳光，了却最后的心愿，做到生死两相安。

五、满足临终患者及家属不同需求的基本原则

（一）以人为本

不同的文化背景，造就了不同的文化需求。生命关怀工作者以临终患者和家属的文化需求为导向，将患者和家属看成是文化环境中具有特定社

会属性的人，而不只是把他们看作疾病的载体。不仅关注"人得的病"，更关注"得病的人"，一切工作服从、服务于改善服务对象的生命质量。

（二）提高认知

十里不同俗，五里不同雨。中国幅员辽阔，人口众多，不同的地域、民族、宗教，造就了不同的风俗习惯和文化要求。生命关怀工作者要不断提高自身文化素质，对不同的文化形成正确认知，并能把握不同文化背景下服务对象对生命关怀服务差异化的要求。

（三）充分评估

患者在进入安宁疗护服务范围时，生命关怀工作者要充分评估患者及家属的宗教信仰、民族习惯、风俗要求、教育程度、个人爱好等文化背景，制订有针对性的个性化人文关怀方案。

（四）给予尊重

尊重患者和家属，包括尊重他们的文化背景，以及由此形成的生活习俗、饮食习惯、服饰着装、人际礼仪、风俗习惯、宗教要求等，既不能指手画脚、评头论足，也不能"一刀切"进行硬性统一要求。

（五）满足需求

在硬件和软件两个方面创造条件，尽量满足临终患者和家属的文化需求。如设置关怀室（告别室），室内根据不同的需求进行装修和布置；设置个性化配餐室，为有素食和清真饮食习惯的人准备符合要求的食品；在条件许可的情况下，提供阅读、手工、绘画、书法、音乐、戏剧欣赏等所需物品；对信教的临终患者，允许其家人、朋友和宗教人士对其进行宗教临终关怀。

（六）适宜适度

医疗机构的安宁疗护场所是医疗卫生服务场所，不同于市井里坊，也不同于宗教活动场所。在满足临终患者和家属的文化需求及不违背国家的法律法规和政策的前提下，以不影响正常的医疗卫生工作、不干扰其他患者和家属的正常生活为限度。

安宁寄语

安宁疗护是舒患者痛，缓家属忧。这说明了安宁疗护不仅在给患者身体上的症状进行缓解，还给患者和家属心理上提供了支撑。

——上海市徐汇区康健街道社区卫生服务中心

安宁疗护科主任　唐跃中

第六节　中医药在安宁疗护中的应用

中医药是我国特色的医学科学，也是中华民族优秀文化的重要组成部分，它除了具有有效的治疗手段和丰富的临床经验，还具有以人为本的治疗思想。将中医药融入安宁疗护服务中，发挥中医药简易、价廉、安全、有效等明显优势，一方面可以提高临床疗效、减轻患者痛苦、提高生命质量；另一方面可以有效节约医疗资源，降低照护成本。同时，将中医药与安宁疗护有效结合，还可以推动具有中国特色的安宁疗护事业的形成与发展。

一、中医药与安宁疗护的相通性

（一）安宁疗护的服务理念与中医学的诊疗思想相契合

在安宁疗护服务中，将以治愈为主的治疗转变为以对症为主的照料，将以延长患者生存时间为主的治疗转变为提高患者生命质量的服务，明确体现了"全人"照护的特征。中医药学的"整体观念"不是孤立地看待人患的"病"，而是把人看作是一个整体，通过"望、闻、问、切"，司外揣内，归纳证候，作为临床诊疗的依据，构成中医药因人、因时、因地的个体化诊疗体系，并通过调整机体功能状态达到治疗疾病的目的。中医学认为，人与自然环境、心理、社会因素密切相关，强调"异病同治"和"同病异治"，针对临终患者采用"辨证论治""三因制宜"等诊疗方法，使其能更好地应对复杂的病情及生命质量变化多端的特点。

（二）"以人为本"的思想

安宁疗护要求医护人员不仅要拥有丰富的医学素养，更要掌握与患者交流的技巧，以患者为中心，怀着高度的同情心和责任感，提供全面的自然生命维护，体现出"以人为本"的服务理念。中医学不仅注重对疾病本身的治疗，也重视人的心理变化和社会关系对人体的影响，恰好与安宁疗

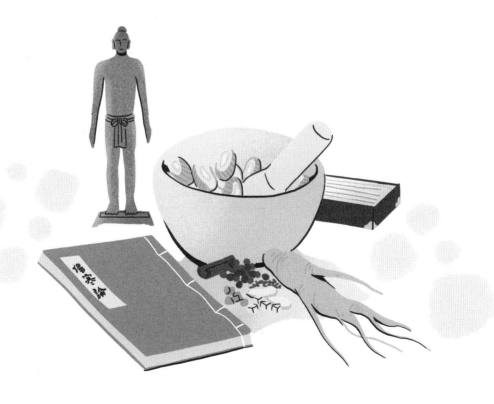

护"以人为本"的人性化服务模式相适应。

（三）重视心理调理

安宁疗护重视对患者身、心、社、灵的全面照护，特别重视心理护理。中医非药物治疗中的情志疗法也发挥着重要作用，特别是把优秀的中国传统文化的人文元素植入安宁疗护中，营造出有底蕴、有品位、有温情的安宁疗护服务，更符合国人的心理，有助于缓解患者的身心痛苦，给患者以心理上的慰藉。

二、中医药安宁疗护的特色与优势

（一）在很多适宜病种治疗中，中医药疗效突出

晚期癌症患者是安宁疗护的主要服务对象，如何有效地提高患者的生存质量、减轻不适症状和延缓疾病发展是安宁疗护服务所面临的重大挑战。大量循证医学证据表明，中医药的扶正培本、调理气血、调节阴阳等方法，在缓解患者癌性疼痛、提高生存质量和提高生存率方面具有显著的优势，能够促进身体功能恢复、有效控制疾病。另外，中医药在减少肿瘤患者术后复发和转移、减轻放化疗不良反应、有效控制并发症等方面具有显著的作用。

相对于纯西医治疗，选择适宜的病种，采取中医药治疗具有突出的优势，即西医有明确疗效的病种，中医药也具有相同的临床疗效，并且中医药还具有毒副作用小、防治医源性疾病、缓解和减轻西药治疗引发的不良反应和中西医结合疗效高于单纯西医治疗等优势。在安宁疗护服务中融入中医药治疗，有利于提高"适宜医疗"的临床疗效。

（二）中医非药物疗法的应用，能提高患者的生存质量

中医非药物疗法是几千年来中医学的一系列重要治疗手段，其内容丰富、历史悠久、应用广泛、疗效显著，是防、治、保、康、健、教的重要

组成部分，发挥着重要的作用。针灸、推拿、刮痧、拔罐、药浴熏洗、穴位贴敷、导引（八段锦等）、食疗等多种中医非药物疗法，融入安宁疗护服务中，可以在一定程度上调节机体功能、协助人体康复、缓解疾病疼痛、提高患者生命质量。

（三）中医药的整体观念，体现了安宁疗护"以人文本"的思想

中医理论思想注重"整体观念与辨证论治"，很大程度上弥补了西医"形态决定功能"的理念及思维特点，体现了"个体化"特征，表现在针对不同患者，治疗方案不同；不单单局限于患者躯体功能的障碍，还兼顾到阴阳、脏腑、气血功能的失衡，以及心灵痛苦的解除等；避免了药物毒副作用及创伤性治疗。

在安宁疗护服务中，根据每一名患者的具体情况，制定有针对性的治疗方案，以缓解患者痛苦症状、提高生命质量服务为目的。这就要求医护人员不仅要具有较高的医学素养，更要掌握与患者交流的技巧，以患者为中心，怀着高度的同情心和责任感，提供全面的自然生命维护，体现出"以人为本"的服务理念。

（四）有效节约医疗资源，降低照护成本

我国中药资源丰富，由于有着适宜道地药材生长发育形成的特定生态环境，中药材大多就近取材，降低了流通成本，价格低廉。中医非药物疗法具有方法简便、绿色环保、应用广泛、疗效肯定、毒副作用小等优点，符合大健康的总体需求和医学模式。在安宁疗护服务中应用中医药，可以在疗效显著的基础上有效发挥中医药"简、便、效、廉"中"价格低廉"的优势，节约医疗资源并降低人工照料成本，减轻家庭和社会负担。

（五）中医医疗操作技术简单易学，具有便捷化特征

中医医疗技术方法共 10 大类 96 项，普遍应用于临床。中医药适宜技

术推广项目简便易学，操作性强，疗效显著。其中某些对于操作要求不高的技术手段，临终患者家属经培训后，也可自行在家中操作（如湿敷、冷敷、淋洗、按摩等）。

三、中医药适宜技术在安宁疗护中的应用

（一）中医药适宜技术的作用特点

（1）症状控制或减轻症状疗效较好。

（2）毒副作用较小，不易产生依赖。

（3）方法简单可行。

（二）中医药适宜技术方法

1. 中药疗法

中药可以发挥扶正固本、活血化瘀、清热解毒、化痰导浊、以毒攻毒等多种功效，具体方式包括中医汤剂、中医药膳等。

2. 中医外治技术

中医外治技术包括针灸疗法、推拿疗法、穴位注射、穴位敷贴、熏蒸疗法、热敷疗法、冷敷疗法、按摩涂擦、拔罐疗法、刮痧疗法、灌肠疗法等。

3. 中医其他疗法

中医其他疗法包括耳穴按压、放松疗法、五音疗法、抚摸疗法、阅读疗法、缅怀疗法、颜色疗法、芳香气味疗法等，对疾病终末期患者随之而来的烦躁、不安、失稳、抑郁状态、接近死亡的恐怖和苦恼等采用这些疗法，在情绪管理、改善睡眠、提高患者治疗信心及依从性、减轻痛苦症状、提高人生有限的生命质量具有辅助治疗的作用。

（三）应用举例

1. 癌因性疲乏

癌因性疲乏是一种痛苦的、持续的、主观的乏力感或疲惫感，与活动

不成比例，与癌症或癌症治疗相关，并常伴有功能障碍。患者常表现为全身功能衰退、身体虚弱、精力疲乏、情绪低落、认知能力下降、记忆力减退、疲劳及嗜睡等，这些症状极大影响了生命质量。癌因性疲乏属于中医学"虚劳"的范畴，"虚则补之"是其治疗的根本原则。参芪扶正注射液、参麦注射液、参附注射液等都有很好的疗效。

2. 肿瘤相关性失眠

肿瘤相关性失眠属于中医"不寐"的范畴，病位主要在心，与肝、脾、肾密切相关，"补虚泻实"是其基本治疗原则。归脾汤可以应用且疗效较好，也可以采取耳穴压豆疗法、针灸疗法等。

3. 便秘

便秘的病位主要在大肠，同时与肺、脾、胃、肝、肾等脏腑功能失调有关。临床常用药物如麻仁润肠软胶囊、番泻叶等，还可以使用生大黄粉贴敷神阙穴、猪胆汁灌肠疗法等。

4. 癌性厌食

癌性厌食即癌性厌食恶病质综合征，是恶性肿瘤患者食欲减退和进行性消瘦综合征，主要表现为厌食、早饱、体重减轻、体脂减少、肌力软弱等。厌食属于中医学"痞满""纳呆"等范畴，病机总属"中焦气机不利，升降失常"。可以用参苓白术散、益胃汤、沙参麦冬汤等对症治疗，也可以采取针灸等方式改善食欲、增加体重。

5. 术后疼痛及癌痛

术后疼痛及癌痛可根据疼痛部位，确定针刺点，在腕、踝部特定的针刺点及循着肢体纵轴用针灸针行皮下浅刺，通过刺激皮部，调整相应经络和脏腑的功能，促使气血运行通畅，从而达到止痛的目的。癌性疼痛也可在口服美施康定（硫酸吗啡缓释片）基础上采用中药热敷包外敷于病变部位，每次 20 分钟，每日热敷两次，达到缓解症状、减少吗啡用量、减轻毒副作用的目的。

6. 呕吐

呕吐可选择大肠、小肠、胃、脾、交感、神门等耳穴，进行耳穴贴压，通过经络传导，达到治疗目的。

安宁寄语

安宁疗护的理念源于西方医学的临终关怀理念，不可避免地会带有西方价值观的烙印，虽然初衷一致，但与我国的传统主流文化和民族传统观念还是有相当大的差异。而将中医哲学思维、中医整体观诊疗思路、民俗文化信仰以及中医药舒缓技术与安宁疗护结合，就不失为一种推进安宁疗护本土化的方法。安宁疗护虽然是"舶来品"，但其在理念、诊断、治疗等方面与传统中医药有着相契之处。

——上海市徐汇区康健街道社区卫生服务中心主任　徐东浩

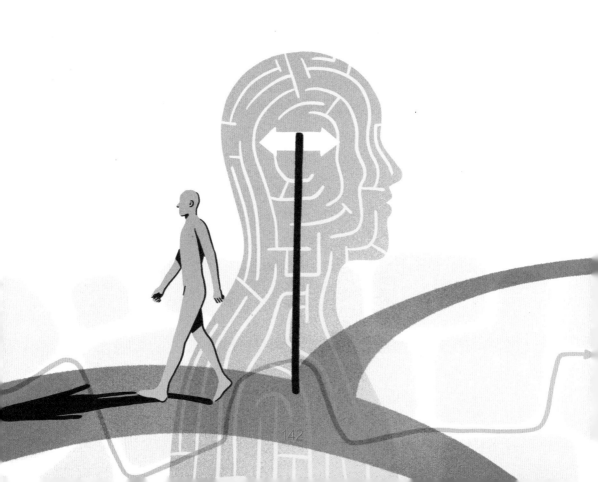

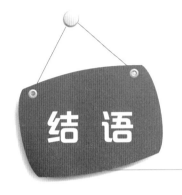

结 语

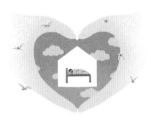

临终之际，谁能够为生命作主？

是医生吗？是护士吗？是家属吗？是患者本人吗？这个问题，不仅一直困扰着医疗卫生工作者，也一直困扰着临终患者和家属。

近期，深圳市的一项医疗条例出台，首次对这个问题做出了明确的法律回答。这个医疗条例就是 2022 年 6 月 23 日经深圳市第七届人民代表大会常务委员会第十次会议表决通过的《深圳经济特区医疗条例（修订稿）》（简称修订稿）。修订稿第七十八条在"临终决定权"上做出了大胆突破，规定："收到患者或者其近亲属提供具备下列条件的患者生前预嘱的，医疗机构在患者不可治愈的伤病末期或者临终时实施医疗措施，应当尊重患者生前预嘱的意思表示：（一）有采取或者不采取插管、心肺复苏等创伤性抢救措施，使用或者不使用生命支持系统，进行或者不进行原发疾病的延续性治疗等的明确意思表示……。"这说明：如果患者自己明确表示"不要做无谓抢救"，医院要尊重其本人的意愿，让患者平静走完最后时光。《深圳经济特区医疗条例（修正稿）》是我国首个将生前预嘱以立法形式确立的地方性条例，由此深圳也将成为我国首个实现"生前预嘱"入法的地区，开辟了全国地方医疗"基本法"的先河。

深圳的这项法律条例，也是对 2021 年开始实施的《民法典》所规定的生命权的进一步规范和落地。《民法典》第一千零二条对生命权做出了法律规定："自然人享有生命权。自然人的生命安全和生命尊严受到法律保护。任何组织和个人不得侵犯他人的生命权。"自然人享有生命权，而生命权中必然包括临终生命决定权。临终生命决定权作为一项重要的生命权利，是自然人本人应该享有的法定权利，理应受到法律保护。

医学一定是救生的吗？其实，无痛苦送走患者和救死扶伤同样重要，帮助患者安详离世同样是医学的责任。对于生，我们承欢相迎；对于死，我们温情相送。安宁疗护在精湛的技术背后，散发出人性的光芒与对生命的敬畏，真正称得上仁心、仁术。人生，最确定的事是必有一死；人生，最不确定的事是何时以何种方式死亡。这种确定性和不确定性，恰恰可以由人们自己做主提前做好计划，让他们以自己喜欢的独特方式告别人生。

临终之际，谁能够为我的生命作主？

我们的答案非常简单：我的生命我作主！

希望您读过这本书后，能从中了解安宁疗护的理念，并把这种理念传播给您周围的人，那么您将成为一粒传播安宁疗护理念的种子。我们衷心希望这颗种子长成参天大树，造福更多的普通百姓。

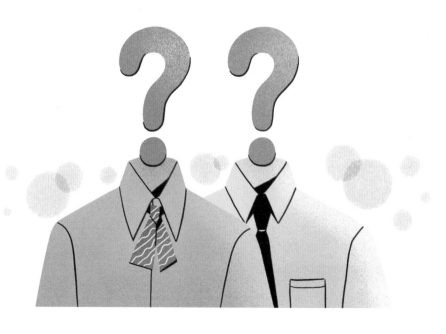

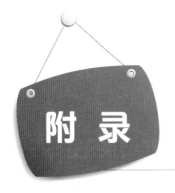

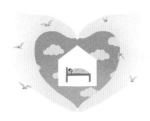

我的五个愿望

第一个愿望：我要或不要什么医疗服务

我知道我的生命宝贵，所以希望在任何时候都能保持尊严。

当我不能为自己的医疗问题做决定时，我希望以下这些愿望得到尊重和实现。（请勾选，可复选）

☐ 1. 我不要疼痛。希望医生按照世界卫生组织的有关指引给我足够的药物解除或减轻我的疼痛。即使这会影响我的神智让我处在朦胧或睡眠状态。

☐ 2. 我不要任何形式的痛苦，如呕吐、痉挛、抽搐、谵妄、恐惧或者幻觉等，希望医生和护士尽力帮助我保持舒适。

☐ 3. 我不要任何增加痛苦的治疗和检查（如放疗、化疗、手术探查等），即使医生和护士认为这对明确诊断和改善症状有好处。

☐ 4. 我希望当正规医疗手段对我束手无策的时候尝试其他疗法。

☐ 5. 我希望不对我使用除正规医疗手段之外的其他疗法。

☐ 6. 我希望在被治疗和护理时个人隐私得到充分保护。

☐ 7. 我希望所有时间里身体保持洁净无气味。

□ 8. 我希望定期给我剪指甲、理发、剃须和刷牙。

□ 9. 我希望我的床保持干爽洁净，如果它被污染了请尽可能快速更换。

□ 10. 我希望给我的食物和饮水总是干净和温暖的。

□ 11. 我希望在有人需要和法律允许的情况下捐赠我的有用器官和组织。

（如以上内容不能表达您愿望的全部，请在以下空白中用文字补充或进一步说明。如果没有，可空着不填。）

第二个愿望：我希望使用或不使用生命支持治疗

我知道生命支持治疗有时是维持我存活的唯一手段。但当我的存活毫无质量，生命支持治疗只能延长我的死亡过程时，我要谨慎考虑我是否使用它。注意！当我要求不使用生命支持治疗时它只包括（请勾选，可复选）

□ 1. 放弃心肺复苏术。

□ 2. 放弃使用呼吸机。

□ 3. 放弃使用喂食管。

□ 4. 放弃输血。

□ 5. 放弃血液透析。

以下是在三种具体情况下我对要或不要生命支持治疗（我已经在上面规范了它的范围）的选择。

一、生命末期

如果我的医生和另一位医疗专家都判定我已经进入生命末期（生命末期是指因病或因伤造成的，按合理的医学判断不管使用何种医疗措施，死亡来临时间不会超过六个月的情况），而生命支持治疗的作用只是推迟我

死亡的时间。（请勾选，不可复选）

　　☐ 1. 我要生命支持治疗。

　　☐ 2. 我不要生命支持治疗，如果它已经开始，我要求停止它。

　　☐ 3. 如果医生相信生命支持治疗能缓解我的痛苦，我要它。但要求我的医生在认为对我已经没有帮助的时候停用它。

二、不可逆转的昏迷状态

　　如果我的医生和另一位医疗专家都判定我已经昏迷且按合理的医学判断没有改善或恢复的可能，而生命支持治疗的作用只是推迟我死亡的时间。（请勾选，不可复选）

　　☐ 1. 我要生命支持治疗。

　　☐ 2. 我不要生命支持治疗，如果它已经开始，我要求停止它。

　　☐ 3. 如果我的医生相信生命支持治疗能缓解我的痛苦，我要它。但要求我的医生在认为对我已经没有帮助的时候停用它。

三、持续植物状态

　　如果我的医生和另一位医疗专家都判定我由于永久严重的脑损害而处于持续植物状态，且按合理的医学判断没有改善或恢复的可能，而生命支持治疗的作用只是推迟我的死亡时间。（请勾选，不可复选）

　　☐ 1. 我要生命支持治疗。

　　☐ 2. 我不要生命支持治疗，如果它已经开始，我要求停止它。

　　☐ 3. 如果我的医生相信生命支持治疗能缓解我的痛苦，我要它。但要求我的医生在认为对我已经没有帮助的时候停用它。

　　（如以上内容不能表达您愿望的全部，请在以下空白中用文字补充或进一步说明。如果没有，可空着不填。）

第三个愿望：我希望别人怎么对待我

我理解我的家人、医生、朋友和其他相关人士可能由于某些原因不能完全实现我写在这里的愿望，但我希望他们至少知道这些有关精神和情感的愿望对我来说也很重要。（请勾选，可复选）

□ 1. 我希望当我在疾病或年老的情况下对我周围的人表示恶意、伤害或做出任何不雅行为的时候被他们原谅。

□ 2. 我希望尽可能有人陪伴，尽管我可能看不见、听不见，也不能感受到任何接触。

□ 3. 我希望有我喜欢的图画或照片挂在病房接近床的地方。

□ 4. 我希望尽可能多地接受志愿者服务。

□ 5. 我希望任何时候不被志愿者打扰。

□ 6. 我希望尽可能在家里去世。

□ 7. 我希望临终时有我喜欢的音乐陪伴。

□ 8. 我希望临终时有人和我在一起。

□ 9. 我希望临终时有我指定的宗教仪式。

□ 10. 我希望在任何时候不要为我举行任何宗教仪式。

（如以上内容不能表达您愿望的全部，请在以下空白中用文字补充或进一步说明。如果没有，可空着不填。）

_____

_____

第四个愿望：我想让我的家人和朋友知道什么

请家人和朋友平静对待我的死亡，这是每人都必须经历的生命过程和自然规律。你们这样做可使我的最后日子变得有意义。（请勾选，可复选）

□ 1. 我希望我的家人和朋友知道我对他们的爱至死不渝。

□ 2. 我希望我的家人和朋友在我死后能尽快恢复正常生活。

□ 3. 我希望丧事从简。

□ 4. 我希望不开追悼会。

□ 5. 我希望我的追悼会只通知家人和好友（可在下面写出他们的名字）。

（如以上内容不能表达您愿望的全部，请在以下空白中用文字补充或进一步说明。如果没有，可空着不填。）

_____

_____

第五个愿望：我希望谁帮助我

我理解我在这份文件中表达的愿望暂时没有现行法律保护它们的必然实现，但我还是希望更多人在理解和尊重的前提下帮我实现它们。我以我生命的名义感谢所有帮助我的人。

我还要在下面选出至少一个在我不能为自己做决定的时候帮助我的人。之所以这样做，是我要在他或他们的见证下签署这份"我的五个愿望"，以证明我的郑重和真诚。

（建议选择至少一位非常了解和关心您，能做出比较困难决定的成年亲属作为能帮助您的人。关系良好的配偶或直系亲属通常是合适人选。因为他们最合适站在您的立场上表达意见并能获得医务人员的认可和配合。如果能同时选出两个这样的人当然更好。

他们应该离您不太远，这样当您需要他们的时候他们能在场。

无论您选择谁做能帮助您的人，请确认您和他们充分谈论了您的愿望，而他或她尊重并同意履行它们。）

我在由我选定的能帮助我的人的见证下签署这份文件。

我申明，在这份表格中表达的愿望在以下两种情况同时发生时才能被由我选定的能帮助我的人引用。

1. 我的主治医生判断我无法再做医疗决定，且

2. 另一位医学专家也认为这是事实。

如果本文件中某些愿望确实无法实现，我希望其他愿望仍然能被不受影响地执行。

被我选定的能帮助我并作见证的两个人是：

见证人 1：

姓名＿＿＿＿＿＿＿＿＿＿＿　　与我的关系＿＿＿＿＿＿＿＿＿＿＿

电话＿＿＿＿＿＿＿＿＿＿＿　　地址＿＿＿＿＿＿＿＿＿＿＿＿＿

见证人 2：

姓名＿＿＿＿＿＿＿＿＿＿＿　　与我的关系＿＿＿＿＿＿＿＿＿＿＿

电话＿＿＿＿＿＿＿＿＿＿＿　　地址＿＿＿＿＿＿＿＿＿＿＿＿＿

　　　　　　签署人确认：＿＿＿＿＿＿　　日期：＿＿＿＿＿＿

被选定的见证人声明：

见证人 1：

本人兹声明该签署生前预嘱之人（以下称签署人）与本人充分讨论过这份文件中的所有内容，并于本人在场时签署并同意这份《我的五个愿望》。签署人神志清楚，未受到胁迫、欺骗或其他不当影响，特此证明。

　　　　　　见证人签名：＿＿＿＿＿＿　　日期：＿＿＿＿＿＿

见证人 2：

本人兹声明该签署生前预嘱之人（以下称签署人）与本人充分讨论过这份文件中的所有内容，并于本人在场时签署并同意这份《我的五个愿望》。签署人神志清楚，未受到胁迫、欺骗或其他不当影响，特此证明。

　　　　　　见证人签名：＿＿＿＿＿＿　　日期：＿＿＿＿＿＿

填写完成后

1. 请您将文件下载打印，经您和您选中的能帮助您的人签署后作为正本妥善保存。

2. "选择与尊严"网站数据库会自动保存您填写但未签署的文件副本，您和经您允许的人可通过密码查阅。

3. 如果您改变主意，这份表格可以随时修改。不过您得牢记每次修改完，需要重新下载打印，您和被您选定的能帮助您的人要重新签署，才能形成可使用的"新正本"。

4. 请及时撕毁您下载的"旧正本"。网站数据库中的"旧副本"则会被与您的"新正本"表述一致的"新副本"自动覆盖。

5. 将您已经签署"我的五个愿望"的事，尽可能详细地告诉家人、医生、朋友和其他相关人士，必要时将正本复印件给他们看，或请他们上网查阅副本。

6. 如果您住进医院、疗养院或退休者社区，可将您签署过的"我的五个愿望"正本给他们看，并建议他们把正本复印件保存在您的医疗档案中。

7. 请务必使用网上填写、手工签署、密码查询的程序来保护您的权益。如因使用不当或其他原因引起任何纠纷，我们除表示非常遗憾之外无法替您负责。

8. 牢记并保存好您的密码。

（引自北京生前预嘱协会）

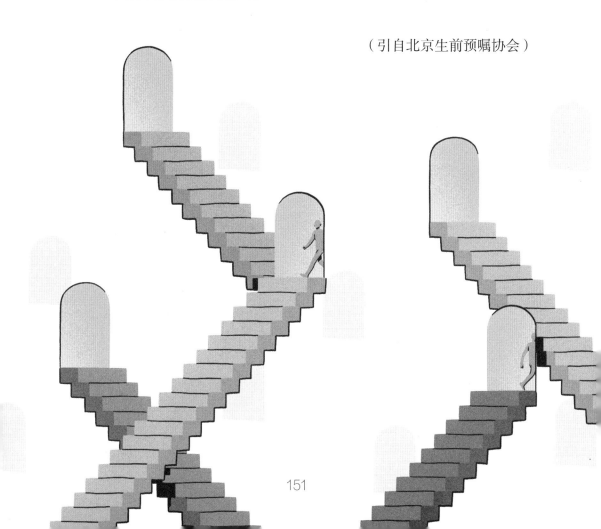

参考文献

[1]   邸淑珍.临终关怀护理学 [M].北京：中国中医药出版社，2017.

[2]   生前预嘱推广协会.死亡如此多情 [M].北京：三联书店，2015.

[3]   杨足仪.死亡哲学 [M].北京：中国友谊出版公司，2018.

[4]   苏速蔚.临终时刻 [M].北京：中国华侨出版社，2015.

[5]   王云岭.现代医学与尊严死亡 [M].济南：山东人民出版社，2016.

[6]   余德慧.生死学十四讲 [M].北京：中国长安出版社，2011.

[7]   段德智.死亡哲学 [M].北京：商务出版社，2017.

[8]   周逸萍.临终关怀 [M].北京：科学出版社，2018.

[9]   崔瑞兰.医学伦理学 [M].北京：中国中医药出版社，2017.

[10]   杨淑娟.卫生法学 [M].北京：人民卫生出版社，2018.

[11]   施永兴.临终关怀学概论 [M].上海：复旦大学出版社，2015.

[12]   柴志明.大学生生命教育论 [M].北京：中国广播电视出版社，2010.

[13]   常素芳.大学生生命教育概论 [M].北京：清华大学出版社，2017.

[14]   霍达.穆斯林的葬礼 [M].北京：十月文艺出版社，2015.

[15]   索甲仁波切.西藏生死书 [M].杭州：浙江大学出版社，2011.

[16]   亨德里克·房龙.圣经的故事 [M].兰州：甘肃人民美术出版社，2015.

[17]   中国法制出版社.中华人民共和国民法典 [M].北京：中国法制出版社，
       2020.

[18]   李小寒，尚少梅.基础护理学（5）[M].北京：人民卫生出版社，2013：
       309-310.

[19]   刘继同，袁敏.中国大陆临终关怀服务体系的历史、现状、问题与前瞻
       [J].社会工作，2016（2）：34-49.

[20]   纪光伟.最新全球死亡质量专家评估出炉：评价临终关怀质量，纳入更

全指标与因素 [J]. 医师在线，2022，9（2）：45-47.

[21] 李冬莉，司秋菊，张学茹，等 . 社区安宁疗护服务发展 [J]. 医学研究与教育，2020，37（2）：70-75.

[22] 李衡梅 . 对晚期癌症患者实施临终关怀护理的研究 [J]. 国际护理学杂志，2008，27（3）：320-322.

[23] 杜玉凤 . 医学心理学 [M]. 南京：江苏科学技术出版社，2013.

[24] 曹春玲 . 老年患者临终阶段心理护理的分析 [J]. 中国药物经济学，2012（2）：304-306.

[25] 肖惠敏，邝惠容，彭美慈，等 . 人生回顾对晚期癌症患者生存质量的影响 [J]. 中华护理杂志，2012，47（6）：488-490.

[26] 姜英子，金英花 . 临终患者的心理支持及护理探讨 [J]. 中国伤残医学，2013，21（11）：483.

[27] 强万敏，郑瑞双 . 尊严疗法在癌症患者中的研究进展及对我国临终护理的启示 [J]. 中华护理杂志，2013，48（10）：949-952.

[28] 于玲，蒲丽丽，林乐辉，等 . 人生回顾干预对晚期癌症患者生活质量影响 [J]. 护理学报，2014，21（8）：70-71.

[29] 王迎春，徐耀荣 . 人生回顾访谈法对宫颈癌患者自尊状况和希望水平的影响 [J]. 当代护士，2015，23（5）：73-75.

[30] 赵红艳 . 临终肿瘤患者心理护理研究现状 [J]. 健康教育与健康促进，2009，4（2）：50-53.

[31] 林桂永，梁娟娟，卢永红，等 . 中医心理治疗与护理技术在老人临终关怀中的运用 [J]. 医学理论与实践，2013，26（4）：454-456.

[32] 李黎 . 中老年晚期肝癌临终患者的心理护理 [J]. 国际护理学杂志,2010，29（12）：1831.

[33] 张蕊 . 宫颈癌患者心理护理的重要性 [J]. 中国现代药物应用，2015，9（23）：213-214.

[34] 江卫平 . 肝癌患者临终心理护理的临床效果及体会 [J]. 中国医药指南，

2013，11（14）：726-727.

[35]　王玲，邹淑平，张彦．临终患者的心理护理[J].中国实用医药，2012，7（15）：211-212.

[36]　明星，徐燕．临终患者尊严内涵及影响因素的国内外研究进展[J].护理学杂志，2015，30（19）：101-103.

[37]　韩业坤，曲秀芬，吴建红，等．恶性肿瘤患者临终阶段心理支持方法探讨[J].解放军护理杂志，2001，18（5）：18-19.

[38]　李静，李景，崔玉兰，等．安宁疗护对老年慢性非传染性疾病终末期患者负性态度及生活质量的影响[J].河北医药，2022，44（8）：1164-1167.

[39]　路桂军，姜姗，李忠，等．安宁疗护服务对象准入标准的国际经验与中国实践[J].医学与哲学，2021，42（16）：28-31.

[40]　宫芳芳，孙喜琢．安宁疗护发展的"罗湖模式"现状与展望[J].现代医院管理，2021，19（4）：9-12.

[41]　魏积玉，倪水妹．儿童临终关怀的研究进展[J].全科护理，2021，19（13）：1756-1759.

[42]　郑红玲，成琴琴，谌永毅，等．安宁疗护照护质量研究现状[J].护理研究，2021，35（7）：1203-1207.

[43]　郭海燕．多元化养老模式下社会工作介入临终关怀的研究[J].吉林工程技术师范学院学报，2021，37（3）：65-68.

[44]　于玲，王天姿，李静静，等．社工在多学科团队中的角色与定位[J].医院管理论坛，2017，34（8）：26-27.

[45]　李义庭，刘芳，付丽．临终关怀模式的实践与探索[J].中国医学伦理学，2000，13（05）：45.

[46]　袁琪，李萍，贾兆星，等．中医药融入临终关怀服务的探讨[J].临床检验杂志，2018，7（4）：769-770.

[47]　侯丽，王寅，吴洁雅，等．中医药在安宁疗护中的应用[J].医学与哲学，2018，39（8）：26-29.